Michael Elies, Annette Kerckhoff

Blasenentzündung

Was tun bei ...

Blasenentzündung

Hausmittel, Heilpflanzen, Homöopathie

Michael Elies,
Annette Kerckhoff

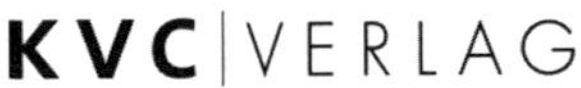

KVC Verlag | NATUR UND MEDIZIN e. V.
Am Deimelsberg 36, 45276 Essen
Tel.: (0201) 56305 70, Fax: (0201) 56305 60
www.kvc-verlag.de

Elies, Michael; Kerckhoff, Annette
Blasenentzündung – Hausmittel, Heilpflanzen, Homöopathie

Wichtiger Hinweis: Jede Dosierung oder Applikation erfolgt auf eigene Gefahr des Benutzers. Geschützte Warennamen (Warenzeichen) werden nicht besonders kenntlich gemacht.

ISBN 978-3-96562-073-5

Bildnachweis: rob3000 – Adobe Stock (S. 3)

Umschlaggestaltung: eye-d Designbüro, Essen
Druck: Union Betriebs-GmbH, Rheinbach

Inhalt

Die naturheilkundliche Therapie 21

Einleitung

Zwei Dinge trüben sich beim Kranken
a) der Urin b) die Gedanken. (Eugen Roth)

Brennen beim Wasserlassen, Schmerzen im Unterleib, häufiger Harndrang – jede zweite Frau hat mindestens einmal im Leben mit einer Blasenentzündung zu kämpfen, etwa neun- bis zehnmal häufiger als Männer. Mit dem Alter und der nachlassenden Abwehrleistung unserer Schleimhäute werden Blaseninfekte häufiger, und gerade bei wiederkehrenden Beschwerden kommt auch die fachärztliche Therapie manchmal an ihre Grenzen. Abwarten reicht meist nicht aus, Teetrinken ist allerdings eine sinnvolle Maßnahme!
Zum Glück gibt es zur Vorbeugung, Therapiebegleitung und Nachsorge zahlreiche Möglichkeiten der Selbsthilfe, die manchmal verblüffend hilfreich sein können. Mit wenigen und einfachen Maßnahmen können Sie viel für Ihre Blasengesundheit tun und so wiederkehrenden Beschwerden vorbeugen bzw. die beschwerdefreien Intervalle deutlich verlängern.

Wir erklären Ihnen die naturheilkundlichen Grundsätze der Selbsthilfe, beschreiben die Anwendung bewährter Hausmittel, stellen Heilpflanzen als Teezubereitungen oder Fertigarzneimittel vor und fügen ein Kapitel zur Behandlung mit homöopathischen Arzneien und Schüßler-Salzen bei.

Vorsicht!

Bitte beachten Sie die Grenzen der Selbsthilfe und suchen Sie ärztlichen Rat, wenn die Beschwerden sich trotz (Selbst-)Behandlung verschlimmern, anders sind oder länger andauern als gewohnt.

Nehmen Sie speziell bei starken Allgemeinsymptomen umgehend ärztliche Hilfe in Anspruch, z. B. bei

- hohem Fieber,
- Kreislaufreaktionen,
- Schweißausbrüchen,
- Schmerzen in der Nierengegend durch Erschütterung oder Beklopfen,
- Harnverhalt über mehrere Stunden
- oder blutigem Urin.

Der Harntrakt

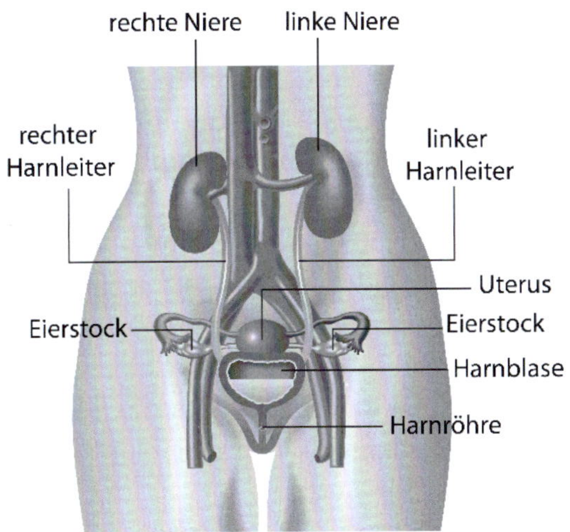

Harntrakt der Frau

Die **Harnblase** ist ein Hohlorgan, das den Urin zwischenspeichert. Sie ist dehnbar und hat ein Fassungsvermögen von 300–500 ml, in Ausnahmefällen bis zu 800 ml. Im oberen Teil ist die Harnblase über die beiden **Harnleiter** mit den Nieren verbunden. Eine Art Ventil verhindert den Rückstau des Urins in die Nieren.

Über die **Harnröhre** am unteren Ende der Blase wird der Urin entleert. Hier sorgen Schließmuskeln dafür, dass der Urin nicht unfreiwillig abfließt. Während die Harnröhre beim Mann etwa 20–25 cm lang ist, ist die der Frau relativ kurz: Sie misst nur 2 ½–5 cm. Dadurch können aufsteigende Bakterien bei Frauen schneller in die Blase gelangen und dort eine Entzündung auslösen. Nieren, Harnleiter, Harnblase und Harnröhre bilden den **Harntrakt**.

Wenn sich das Urothel, die Schleimhaut, die die Harnwege auskleidet, entzündet, spricht man von einem Harnwegsinfekt (HWI). Bei mehr als drei Harnwegsinfekten im Jahr oder zwei und mehr Infektionen innerhalb von sechs Monaten liegt klinisch ein rezidivierender Harnwegsinfekt vor.

Eine seltenere Form der chronischen Blasenentzündung ist die interstitielle Zystitis, auch Blasenschmerzsyndrom (*bladder pain syndrom, BPS*) genannt. Sie wird mit Störungen des Immunsystems (rheumatische Erkrankungen, chronisch-entzündliche Darmerkrankungen oder Allergien) in Verbindung gebracht.

Die Blasenentzündung

Nach anatomischen Prinzipien werden entzündliche Erkrankungen der Nieren wie die Nierenbeckenentzündung (Pyelonephritis) als obere Harnwegsinfekte bezeichnet. Eine Blasenentzündung (Zystitis) oder die Entzündung der Harnröhre (Urethritis) gehören dann zu den unteren Harnwegsinfekten.
In der ärztlichen Praxis wird eher zwischen unkomplizierten und komplizierten Harnwegsinfekten unterschieden. Von einem komplizierten Harnwegsinfekt spricht man bei begleitenden Risikofaktoren wie Schwangerschaft, Störungen des Immunsystems oder einer Mitbeteiligung der Niere.
Ein Unterschied zwischen Harnblase und Harnröhre wird in der allgemeinmedizinischen Praxis nur selten gemacht: Man spricht pauschal von Blasenentzündung oder Harnwegsinfekt.
Für Patientinnen und Patienten fühlt sich ohnehin alles gleich schmerzhaft und unangenehm an, und mit Ausnahme der Nierenbeckenentzündung wird sich auch die konventionelle Therapie nicht nennenswert unterscheiden.

Wir verwenden in diesem Ratgeber beide Begriffe, Blasenentzündung und Harnwegsinfekt, synonym für den unkomplizierten unteren Harnwegsinfekt (HWI).

Ursachen

Eine Entzündung der Harnwege wird in der Regel durch Bakterien verursacht. In selteneren Fällen verursachen **Viren** oder **Pilze** (z. B. *Candida albicans*) eine Entzündung der Blase.
Eine **bakterielle Blasenentzündung** (Zystitis) hat ihre Ursache oft in Bakterien, die aus der Darmflora stammen und entweder über die Harnröhre aufsteigen oder, häufig im Rahmen einer akuten Darmentzündung (Enteritis), aus benachbarten Darmschlingen zur Blase durchwandern. Dabei handelt es sich meist um das Bakterium *Escherichia coli*: Es ist für ca. 80 Prozent aller bakteriellen Infektionen der Harnblase verantwortlich. Daneben werden in der Urinkultur Enterokokken, ebenfalls eine Familie von Darmbakterien, Staphylokokken oder *Proteus mirabilis* und Klebsiellen (sogenannte Problemkeime) gefunden.

Die durch Bakterien ausgelöste Blasenentzündung betrifft vorwiegend Frauen. Dies hat mehrere Ursachen:

- Wie beschrieben, ist die Harnröhre der Frau kürzer als beim Mann – und damit auch der Weg für die Bakterien bis zur Harnblase.
- Hinzu kommt, dass die Öffnung der Harnröhre bei der Frau näher am After liegt als beim Mann. Manchmal hat die Blasenentzündung ihre Ursachen in einer Schmierinfektion, bei der die Bakterien vom After oder Stuhl in die Harnröhre gelangen und bis in die Harnblase vordringen. Durch eine falsche „Wischtechnik" nach dem Stuhlgang, wenn nämlich von hinten nach vorne gewischt wird, werden Darmbakterien in Richtung Harnröhreneingang transportiert.
- Übertriebene Intimhygiene mit Mitteln, die die Vaginalflora reizen oder schädigen, macht diese natürliche Barriere empfänglicher für Krankheitserreger.

Vorsicht!
Nach Stuhlgang, Wasserlassen und bei der Intimhygiene immer von vorne nach hinten abputzen!

Irritationen von Genitalschleimhaut und Harnröhre durch Geschlechtsverkehr („**Honeymoon-Zystitis**") oder **Urinkatheter** können ebenfalls einen Harnwegsinfekt auslösen.
Grundsätzlich erhöht ein **geschwächtes Immunsystem**, z. B. durch große körperliche oder geistige Anstrengungen (Stress) oder im Rahmen einer aggressiven Therapie etwa bei Rheuma oder Krebs, die Anfälligkeit für Harnwegsinfekte.
Ein wichtiger Faktor, der eine Blasenentzündung auslösen kann, ist **Kälte**. Kalte Füße begünstigen einen Harnwegsinfekt ebenso wie nasse Badesachen (Verdunstungskälte) oder Sitzen auf einem kalten Untergrund.

Symptome

Typische Symptome einer Blasenentzündung sind:

- Häufiger Harndrang (Pollakisurie)
- Schmerzen und Brennen beim Wasserlassen (Algurie)
- Erschwerte Blasenentleerung (Dysurie)
- Häufiges Wasserlassen mit geringen Urinmengen; trotz starkem Harndrang kommen nur einige Tropfen, oft blutigen, Urins (Strangurie)

– Neu auftretende oder verstärkte Blasenschwäche (Inkontinenz)

Weitere mögliche Symptome einer Blasenentzündung sind krampfartige Beschwerden im Unterleib, ein strenger Geruch wie auch eine Verfärbung und/oder Trübung des Urins.

Risikofaktoren

Harnwegsbeschwerden im **Alter** sind häufig. Ab dem 65. Lebensjahr sind etwa ein Viertel der Frauen und ein Zehntel der Männer betroffen. Bei Frauen nach der **Menopause** ist eine Ursache für das vermehrte Auftreten von Harnwegsinfekten, dass die Genitalschleimhaut durch den Östrogenmangel trockener und dünner wird und dadurch die Keime nicht mehr so leicht von dieser Schutzbarriere aufgehalten werden.
Auch die **Schwangerschaft** ist von Hormonumstellungen geprägt, die eine Blasenentzündung begünstigen können. Ein Harnwegsinfekt kann dann auch in die Gebärmutter aufsteigen. Die damit verbundenen Schmerzen können die Gebärmutter irritieren. In beiden Fällen steigt das Risiko für Fehlgeburten.

Patienten mit **neurologischen Erkrankungen** wie Querschnittslähmungen oder Multipler Sklerose, bei denen Blasenentleerungsstörungen bestehen, haben ein erhöhtes Risiko für Harnwegsinfekte. Urinkatheter (Dauerkatheter) bergen ein Risiko für wiederkehrende Infekte.

Diabetes mellitus (Zuckerkrankheit) ist ein weiterer begünstigender Faktor für Harnwegsinfekte. Letztlich besteht auch nach einer Antibiotikatherapie für zwei bis vier Wochen ein erhöhtes Risiko.

Sind derartige Risikofaktoren bekannt, gilt: Vorbeugende Elemente der Selbsthilfe sind von besonderer Bedeutung, allerdings sollten sie immer mit medizinischen Therapeuten abgestimmt werden. Lassen Sie einen Verdacht im Zweifelsfall vor der Selbstbehandlung ärztlich abklären.

Vorsicht!

Bei alten Menschen, aber auch bei Säuglingen und Kleinkindern können die Symptome eines Harnwegsinfektes nur schwach ausgeprägt sein, so dass er teilweise erst wahrgenommen wird, wenn schwere Allgemeinsymptome dazukommen und eine Urosepsis (lebensbedrohliche Blutvergiftung) droht.

Komplikationen – „Red Flags“

Zu den häufigsten Komplikationen eines Harnwegsinfektes gehört die Nierenbeckenentzündung (Pyelonephritis). Sie zeigt sich durch Flankenschmerz, verschlimmert durch Erschütterung oder Beklopfen der Nierenregion, und Fieber, in der Regel über 38 °C, sowie starkes allgemeines Krankheitsgefühl. Diese Symptome werden als **„Red Flags“**, Warnzeichen, bezeichnet. Sie schließen ebenso wie Harnverhalt über mehrere Stunden, blutiger Urin, Kreislaufreaktionen und begleitendes Erbrechen/Durchfall eine Selbsthilfe grundsätzlich aus! Ein Arztbesuch ist notwendig!

Diagnostik

Anamnese

Bei der Anamnese, der Vorgeschichte der Erkrankung, geht es in der ärztlichen Praxis um die Bestätigung des Verdachts auf Harnwegsinfekt. Oft weiß man, was der **Auslöser** der Blasenentzündung war. Gerade in der Homöopathie, von der weiter unten die Rede sein wird, ist dies wichtig, denn man erhält so Hinweise auf das passende Arzneimittel.

Mit dem **Harndrang** verbundene Symptome wie Menge und Aussehen des Urins, Häufigkeit des Wasserlassens oder, den Urin nicht halten zu können, werden ebenfalls erfragt.
Ort und Empfindung von **Schmerzen beim Wasserlassen** geben weitere Hinweise. Schmerzt der Anfang des Wasserlassens, ist die Harnröhre betroffen. Tritt der Schmerz während des Wasserlassens auf und wird er hinter/über dem Schambein empfunden, handelt es sich um eine Entzündung der Blase. Tut es gegen Ende des Wasserlassens und danach weh, ist eine Nierenbeteiligung möglich. Ist der Schmerz völlig unabhängig vom Wasserlassen, kann die Ursache der Beschwerden außerhalb der Harnorgane liegen, häufig im Bereich der Wirbelsäule. Der typische HWI-Schmerz ist **brennend**, verbunden mit einem **Hitzegefühl**. Auch zusammenkrampfende Schmerzen nach dem Wasserlassen kommen vor. Sind die Krampfschmerzen eher kolikartig, ist an ein Harnsteinleiden zu denken, bei Frauen auch an Krankheiten der Gebärmutter. Sind Juckreiz und/oder Ausfluss aus der Harnröhre vorhanden, lenkt dies den Verdacht auf eine sexuell übertragbare Erkrankung.

Die körperliche Untersuchung hat vornehmlich zum Ziel, eine Beteiligung der Nieren (Prüfung der Nierenregion auf Klopfschmerzhaftigkeit) oder anderer Bauchorgane auszuschließen.

Urinuntersuchung

Geruch

Die sich anschließende Untersuchung des Urins dient der Sicherung der Diagnose Harnwegsinfekt. Der mitgebrachte Urin im Marmeladengläschen ist dazu allerdings nicht geeignet.
Das beginnt schon beim Geruch: Der normale, frisch gelassene Urin ist in der Regel klar, schwach gelblich und fast geruchlos. Ein stechender Geruch bildet sich erst beim längeren Stehen des Urins durch Abbauprodukte von Bakterien, die im Fall des Marmeladengläschen auch aus der Umgebung stammen können.
Ein stechend-beißender Geruch des „frischen" Urins kann bei Beschwerden mit dem Wasserlassen auf *E. coli* oder *Proteus mirabilis* als Erreger hinweisen. Für *E. coli* sprechen auch ein Geruch wie faule Eier oder Stuhlgang (fäkal).
Ein Biergeruch des Harns wird bei Hefepilzinfektionen in Verbindung mit einer Zuckerkrankheit

beobachtet. Eigentümlich süßlich, wie Lindenblüten oder Gummibärchen, riecht der Urin bei Pseudomonasinfektionen. Ein fischiger Geruch gibt Hinweise auf eine gynäkologische Erkrankung.

Trübungen

Trübungen des Urins sind in Zusammenhang mit Beschwerden beim Wasserlassen ein wichtiges Indiz für einen Harnwegsinfekt. Es handelt sich in der Regel um Abschilferungen der Schleimhaut. Diese können unter dem Mikroskop weiter unterschieden werden nach ihrer Herkunft aus Nierenbecken oder ableitenden Harnwegen. Ein stark schäumender Urin ist typisch für Eiweißbeimengungen, wie sie bei Nierenbeteiligung vorkommen. Die Naturheilkunde zieht aus schleimigen Beimengungen des Urins den Rückschluss auf Kälte und Nässe als Auslöser und verschlimmernde Faktoren.

Farbe

Die Farbe des Urins wird in der Erfahrungsheilkunde analog bewertet: Ein farbloser oder weißlicher, reichlicher Urin spricht für eine Kälteauslösung, eine intensive gelbliche oder grünliche Farbe für eine sogenannte Hitzesymptomatik

(entsprechend dem Urin bei hohem Fieber). Häufig beginnt ein Harnwegsinfekt mit weißem Urin, im Verlauf stellt sich dann eine zunehmende Verfärbung bis hin zum Bräunlich-Rot ein. Die Schüßlersche Biochemie, auf die wir noch im Rahmen der Homöopathie zu sprechen kommen, nutzt die Urinfarbe der einzelnen Stadien als Leitsymptom bei der Mittelwahl.
Mitunter verrät die Farbe des Urins auch infrage kommende Erreger: Blaugrün oder schwach rosa weisen auf Pseudomonas oder Klebsiellen hin. Allerdings kommt eine Rosaverfärbung des Harns auch bei massiven Harnsäureausscheidungen (Gicht) vor. Eine (bräunlich-)rote Farbe ist hinweisend auf Blutbeimengungen (aber auch z. B. auf reichliches Essen von roter Bete, Brombeeren oder Rhabarber). Letztlich kommen Urinverfärbungen auch bei verschiedenen Arzneimitteln (Packungsbeilage beachten!) vor.

Urinkultur

In der allgemeinmedizinischen Praxis wird der Urin zunächst orientierend (Teststreifen, Urinmikroskopie) untersucht. Bei positivem Ergebnis und vor allem bei wiederkehrenden HWI

wird dann eine Urinkultur mit speziell gewonnenem Urin (Mittelstrahlurin) angelegt. Der Urin gibt Auskunft über vorhandene Bakterien und entsprechend geeignete Antibiotika.
Die Ergebnisse werden in cfu/ml (koloniebildendende Einheiten je Milliliter Urin) angegeben. Ab 103 cfu/ml gilt ein Harnwegsinfekt als gesichert.

Schnelltest

Wenn Sie beim Wasserlassen Brennen empfinden, können Sie selber auch einen Urin-Schnelltest mit Teststreifen aus der Apotheke durchführen. Dabei erfahren Sie, ob sich Nitrit, Leukozyten, Blut oder Eiweiß im Urin befinden.
Nitrit wird von bestimmten Bakterien (*E. coli*, Klebsiellen, *Proteus*) im Rahmen von Entzündungen der Harnwege aus mit der Nahrung aufgenommenem Nitrat gebildet. Verwenden Sie Morgenurin, da für ein korrektes Testergebnis eine Verweildauer des Urins in der Blase von mindestens vier Stunden notwendig ist. Demzufolge wird der Nitrittest bei häufigem nächtlichen Harnlassen falsch negativ ausfallen und die Bakterien nicht anzeigen. Ein Test auf Nitrit kann auch durch Aufnahme von viel Vitamin C

(Ascorbinsäure, Südfrüchte) und in Fastenphasen falsch negativ sein. Weiterhin bilden Enterokokken, Gonokokken, Pseudomonas oder Staphylokokken kein Nitrit. Falsch positiv hingegen kann der Nitrittest bei reichlichem Genuss von roter Bete ausfallen.

Die **Leukozyten** (weiße Blutkörperchen) sind Teil der körpereigenen Abwehr. Bei Harnwegsinfekten sind die Leukozyten im Urin erhöht. Falsch negative Werte des Schnelltests sind möglich bei gleichzeitiger hoher Zucker-/Eiweißkonzentration im Urin, bestimmten Antibiotika (Doxycyclin, Cefalexin, Gentamycin) und reichlichem Vitamin C-Genuss (Ascorbinsäure, Südfrüchte). Falsch positive Werte sind möglich bei gynäkologischen Erkrankungen.

Eiweiß und Blut gelten bei den Schnelltests als hinweisend auf Entzündungen. **Blut** im Urin ist ein Zeichen für eine Schädigung der Schleimhaut zum Beispiel durch Entzündungen oder Harnsteine und für die Selbsthilfe erst einmal eine **rote Flagge**. Falsch positive Ergebnisse beim Schnelltest treten nach reichlichem Vitamin C-Genuss (Ascorbinsäure, Südfrüchte) auf. **Eiweiße**, die eher großvolumig sind, können im

Urin darauf hinweisen, dass die Nieren diese Eiweiße nicht zurückhalten konnten, dass also eine (Mit-)Erkrankung der Nieren vorliegt. Allerdings kann auch extreme körperliche Belastung vorübergehend Eiweiß im Urin nach sich ziehen.

Weiterführende Diagnostik

Eine weiterführende Diagnostik wird in der Regel bei komplizierten Harnwegsinfekten oder Risikofaktoren vorgenommen. Sie kann eine Ultraschalluntersuchung zur Beurteilung der Blasenschleimhaut und der Nieren, etwa bei einem Verdacht auf Harnsteine, eine Blasenspiegelung (Zystoskopie), um Polypen in der Blase oder Verengungen der Harnleitereinmündungen zu erkennen, und radiologische Untersuchungen (z. B. Szintigraphie, MRT) umfassen.

Die konventionelle Therapie

Medikamente

In den aktuellen Leitlinien, die den Stand der wissenschaftlichen Forschung zusammenfassen, wird ausgeführt, dass der akute unkomplizierte

Harnwegsinfekt nicht selten spontan ausheilt. Allerdings sollte eine medikamentöse Behandlung zum schnelleren Verschwinden der Symptome grundsätzlich erfolgen. Diese Medikamentengabe ist quasi die Basistherapie und auch unabhängig von einer Entscheidung für oder gegen eine Antibiose. Allerdings soll eine alleinige symptomatische Therapie nur bei leichten bis mittelgradigen Beschwerden erfolgen, ansonsten ist eine **Antibiotikatherapie** Pflicht, ebenso bei komplizierten HWI oder begleitenden Risikofaktoren. Die Antibiose beim unkomplizierten Harnwegsinfekt soll möglichst eine Kurzzeittherapie (1–3 Tage) sein und kann ohne mikrobiologische Diagnostik auskommen (eine sogenannte kalkulierte Antibiose). Bei komplizierten Verläufen, wiederkehrenden HWI oder Risikofaktoren ist eine Urinkultur zur Bestimmung des passenden Antibiotikums in der Regel notwendig.

Zur symptomatischen Therapie werden in den Leitlinien sogenannte **NSAR** (nicht steroidale Antiphlogistika) wie Ibuprofen oder Diclofenac empfohlen. Diese Präparate scheinen allerdings in vergleichenden Studien zu Antibiotika mit höheren Raten an Nierenbeckenentzündungen (Pyelonephritis) einherzugehen.

Weiterhin werden in den Leitlinien folgende Therapieprinzipien erwähnt, deren Studienlage noch lückenhaft und nicht eindeutig positiv ist:

- Zur Vorbeugung, speziell bei *E. coli*-Befall, **Mannose**, ein Einfachzucker. Er wird im Körper nicht verstoffwechselt, sondern über den Urin ausgeschieden und scheint die Andockstellen der Bakterien (Fimbrien) zu blockieren. Die so quasi eingehüllten Bakterien werden dann mit dem Urin ausgeschwemmt.
- Zubereitungen aus Heilpflanzen wie Bärentraubenblättern, Cranberrys, Kapuzinerkresse und Meerrettichwurzel. Wir werden im Kapitel Heilpflanzen darauf zurückkommen.

Nichtmedikamentöse Maßnahmen

Als nichtmedikamentöse Maßnahmen werden in den Leitlinien empfohlen:

- Mindestens 1,5–2 Liter täglich trinken.
- Die Harnblase vollständig und regelmäßig, auch nach dem Geschlechtsverkehr, entleeren.
- Obstipation (Verstopfung) vermeiden.
- Bei Schmerzen Wärme anwenden.

Grundsätze der Therapie

Wärme richtig einsetzen

Die letzte Empfehlung im vorigen Kapitel, nämlich die Anwendung von Wärme bei Schmerzen, führt bei einem Naturheilkundler ob ihrer Pauschalität zu einem gewissen Stirnrunzeln. Denn auf eine akute Entzündung, z. B. eines Fingers, womöglich mit einem Brennschmerz, noch die Rotlichtlampe zu richten, ist in den meisten Fällen keine gute Idee. Man würde hier eher Hitze ableiten und das betroffene Areal allenfalls bedecken, falls dies angenehm/verträglich ist.

Auf die akute Blasenentzündung mit starken Schmerzen bezogen würde dies bedeuten: Das Schmerzareal (Unterleib) **warmhalten und erst einmal nicht zusätzlich lokal wärmen**. Wärme kann grundsätzlich schon sinnvoll sein, etwa wenn neben dem Brennen der Blase ein allgemeines Kältegefühl besteht oder der Auslöser der Blasenentzündung ein Bad im kalten See war, dann aber äußerlich über Reflexzonen der Blase am Rücken (Lendenwirbelsäulenbereich) oder an den Fußsohlen (warmes Fußbad), also

entfernt vom Schmerzort, dazu innerlich über wärmende Getränke (z. B. Ingwertee).

Das individuelle Beschwerdebild beachten

Mit diesen Überlegungen sind wir schon mitten im Thema der Grundsätze naturheilkundlicher Therapie. Im Mittelpunkt steht jeweils das individuelle Beschwerdebild mit der Frage: „Was ist das für ein Mensch?" Beim individuellen Beschwerdebild interessieren besonders der Auslöser und die Empfindungen, die dann dem Begriffspaar Hitze und Kälte zugeordnet werden. Damit lassen sich auch die einzelnen Stadien der Blasenentzündung beschreiben und bestmöglich behandeln:

- Meist beginnt eine Blasenentzündung mit sogenannten **Kältezeichen** (Urin reichlich, hell, farblos, weißlich, schleimig, Schmerzen ziehend, dumpf, Frösteln).
- Im Verlauf reagiert der Körper mit Entzündungsreaktionen, ablesbar an sogenannten **Hitzezeichen** (Urin spärlich, gelblich/bräunlich/grünlich/blutig, Schmerzen brennend, krampfend, Hitzegefühl/Fieber).

Die Frage „Was ist das für ein Mensch?“ bezieht sich auf die **Konstitution**, die Kräfte des Patienten, die darüber entscheiden, wie er mit dem Harnwegsinfekt umgeht. In diesem Zusammenhang sind Alter, Vorerkrankungen und die Neigung zu Infekten sowie die oben beschriebenen Risikofaktoren von Bedeutung. Ohne eine Stärkung konstitutioneller Schwachstellen ist gerade wiederkehrenden Blasenentzündungen kaum beizukommen!

Für alle Konstitutionen ist es übrigens ratsam, dem Körper bei einem Harnwegsinfekt **Ruhe und Zeit** zu geben, ihn auszukurieren (Bettruhe!).
Und bleiben Sie bei Kältezeichen des Körpers lieber aus dem Schwimmbad, denn die kalten, nassen Badesachen könnten eine Entzündung provozieren!

Kälte abwehren

Wenn absehbar ist, dass Sie starker Kälte und/oder Wind ausgesetzt sind, ist **warme Kleidung** nach dem Zwiebelschalenprinzip Pflicht. Wer nachts unruhig schläft und sich häufig aufdeckt, kann einem Kaltwerden der Nierenregion (und auch Rückenschmerzen) mit einem (längeren) **Unterhemd** vorbeugen, das unter der Schlafanzugjacke getragen und in die Hose gesteckt wird. Ein Unterhemd zum Schutz von Harntrakt und Lendenwirbelsäule ist übrigens zu allen Jahreszeiten bei Sportaktivitäten oder Gartenarbeit empfehlenswert. Damenunterwäsche aus einem Wolle-Seide-Gemisch bietet einen guten Tragekomfort.

Besonderes Augenmerk sollte den Füßen gelten. Der Volksmund sagt nicht umsonst „kühler Kopf und Füße warm, machen den besten Doktor arm". Filz-/Lammfell-**Einlegesohlen** und **Wollsocken** sind in der kalten Jahreshälfte hilfreich.

Eine **Wärmflasche** oder ein erwärmtes Körnerkissen an die Fußsohlen, auf den Unterleib oder in den unteren Rücken gelegt, sind nützlich, wenn man das Gefühl hat, Kälte habe die Kleidungsbarriere durchbrochen.

Achtung! Es gibt immer noch sehr viele Verbrennungsunfälle mit Wärmflaschen. Verwenden Sie grundsätzlich eine TÜV-geprüfte Wärmflasche mit einem Stoffbezug. Füllen Sie sie mit heißem, aber nicht kochendem Wasser nur zu zwei Dritteln.

Dann drücken Sie vorsichtig die Luft heraus und verschließen die Wärmflasche gut (umdrehen und prüfen). Für die korrekte Aufbewahrung hängen Sie die Flasche umgekehrt auf.

Es gibt Wärmflaschen, bei denen ein mit Salz gefülltes Pad, das die Wärmflasche ummantelt, vor Verbrennungen schützt. Sollten Sie öfter unter kalten Füßen, Menstruationsbeschwerden oder Blasenentzündung leiden, ist dies eine lohnende Anschaffung (TROY – Wärmflaschen)

In Stresszeiten kann man zusätzlich jeweils abends ein **warmes Fußbad** mit Salz machen, es entspannt und stärkt (s. Kapitel „Hausmittel aus dem Bad", Seite 60).

Warmer Ingwertee mit Zitrone ist eine wohlschmeckende Allzweckwaffe bei Kälteangriffen auf den Körper. Die Scharfstoffe des Ingwers aktivieren zusammen mit der Zitronensäure beim Trinken schon im Mundraum wichtige Anteile der körpereigenen Abwehr. Vorsicht mit Ingwertee ist geboten bei empfindlichem Magen, Gallenbeschwerden und Einnahme von gerinnungshemmenden Medikamenten. In der Schwangerschaft sollte Ingwertee erst nach Rücksprache mit einem Therapeuten angewandt werden. Aber auch ohne Ingwer-Zitronen-Beigabe ist das Trinken von heißem Wasser, eine Tasse alle halbe Stunde, sehr sinnvoll.

Ingwertee mit Zitrone

Schälen Sie ein etwa daumennagelgroßes Stück frische Ingwerwurzel und raspeln Sie es auf einer feinen Reibe. Mit 1 Tasse (150 ml) kochendem Wasser übergießen, zugedeckt ca. 10 Minuten ziehen lassen (je länger, desto schärfer), abseihen. Mit dem Saft einer halben Bio-Zitrone und 1 TL Honig verfeinern.

Ist eine Empfindlichkeit gegen Kälte bekannt oder hat es schon Blasenentzündungen nach Kälteeinwirkung gegeben, ist Vorbeugung mit **Wärme an Reflexzonen des Harntraktes** lohnend. Neben den **Fußsohlen** (Seite 39) ist besonders die untere **Lendenwirbelsäule** und der Übergang zum Steißbein am Rücken zu nennen. Hier kann man entweder zu Wärmepflastern oder wärmenden Salben greifen. Aus der Akupunktur stammen folgende Punkte, die ebenfalls mit Wärme behandelt werden können:

- **Konzeptionsgefäß** (*Ren Mai*) F (*Qihai,* Meer des Ursprungs-Qi): am Unterbauch in der Mittellinie zwei Fingerbreiten unterhalb des Nabels
- **Gallenblase 31** (*Fengshi,* Palast des Windes): auf der Außenseite des Oberschenkels, wo im Stehen mit herunterhängenden Armen die Fingerspitze des Mittelfingers zu liegen kommt.

Die Punkte Konzeptionsgefäß 6 und Gallenblase 31 sind auch außerordentlich wirksam bei einer beginnenden Blasenentzündung, wenn noch keine Hitzezeichen bestehen. Gallenblase 31 eignet sich auch zur Akupressur, wenn es an der Haltestelle einmal länger dauert oder der Sitz doch kälter ist als erwartet, dann mit kreisenden Bewegungen den Punkt durch die Kleidung mit dem Mittelfinger für ca. 15–30 Sekunden massieren, alle 5–10 Minuten wiederholen.

Die Schleimhäute stärken

Traditionell werden in diesem Zusammenhang das Sitzreibebad nach Louis Kuhne oder das kalte Sitzbad genannt. Als sanftere Variante empfehlen wir, die äußeren Geschlechtsteile ohne Seife mit ca. 20 °C warmem Wasser einmal täglich **sanft abzuduschen**.
Weiterhin ist in der Naturheilkunde der funktionelle Bezug zwischen Nasenschleimhaut und Urogenitalapparat bekannt. Hier bietet sich der morgendliche **Kneippsche Gesichtsguss** an, gerade wenn auch eine Infektanfälligkeit im HNO-Bereich besteht. Beugen Sie sich über die Badewanne oder das Waschbecken und schließen Sie die Augen. Gießen Sie von rechts quer über die

Stirn, dann senkrecht neben der Nase, rechts beginnend, zu den Wangenknochen hin, links wiederholen. Zum Abschluss das Gesicht umkreisen.

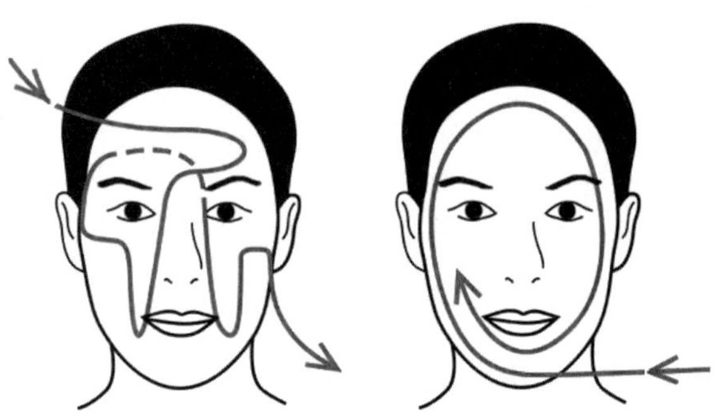

Eine gesunde Vaginalschleimhaut stellt eine gute Barriere gegen Bakterien dar, die in die Blase aufsteigen können. Zur täglichen **Pflege der Vaginalschleimhaut** bieten sich verschiedene Maßnahmen an:

- Massieren Sie den Scheidenbereich und den Damm mit Weizenkeimöl.
- Es gibt speziell gegen Scheidentrockenheit ein Präparat aus Sanddornfruchtfleischöl (Femisanit®). Das Präparat wird in Form von (veganen) Kapseln eingenommen.
- Zubereitungen aus Ehrenpreis (*Veronica officinalis*) oder Teemischungen von Ehrenpreis,

Hauhechel (*Ononis spinosa*) und Schachtelhalm (Zinnkraut, *Equisetum arvense*) können in kurmäßiger Anwendung (Teekur plus Sitzbad) hilfreich sein. Lassen Sie sich in der Apotheke dazu beraten.

Das Immunsystem stärken

Das **Kneippsche Wassertreten** hätten wir auch unter dem Stichwort Schleimhäute stärken oder Hausmittel aus dem Bad aufführen können. Der Kaltreiz über die Fußreflexzonen hat bei serieller Anwendung eine aktivierende Wirkung auf das Immunsystem. Seriell heißt, dass es kurmäßig durchgeführt werden sollte (4–12 Wochen lang). Eine weitere Grundbedingung ist, dass die Füße vor der Anwendung warm sind (in der Kneipptherapie gilt die Regel „Keine kalte Anwendung auf kalte Körperteile!“).

Wassertreten geht übrigens auch im heimischen Badezimmer: Lassen Sie abends kaltes Wasser ungefähr knöchelhoch in die Dusch-/Badewanne und laufen darin umher „wie der Storch im Salat“, bis Sie die Kühle des Wassers richtig spüren. Dann das Wasser abstreifen und zur schnelleren Wiedererwärmung Wollsocken anziehen

und/oder umhergehen, bis sich die Füße wieder warm anfühlen. Das Wasser über Nacht in der Wanne lassen und morgens früh, nach dem Aufstehen, wieder eine Runde Wasserlaufen.
Ein wichtiges **Spurenelement** für das Immunsystem ist **Zink**. Bei Diabetikern beobachtet man häufig einen Zinkmangel. Die Zinkaufnahme über den Darm ist abhängig von der Ernährungsweise: Je mehr pflanzliche Nahrungsmittel mit vielen Ballaststoffen, sogenannten Phytaten, Sie zu sich nehmen, desto größer ist der Bedarf. Die durchschnittliche Tagesdosis ist altersabhängig und wird für Erwachsene mit 7–11 mg Zink angegeben.
Bei der interstitiellen Zystitis ist auch an das Spurenelement **Selen** zu denken. Letztlich ist, gerade nach einer Blasenentzündung oder bei wiederkehrenden Infekten, der **Eisenstoffwechsel** von Bedeutung. Lassen Sie sich von Therapeuten oder in der Apotheke beraten.

Die Darmgesundheit verbessern

Speziell nach einer Antibiotikatherapie besteht, wie beschrieben, ein erhöhtes Risiko für eine Blasenentzündung. Aber auch bei hartnäckigen

Verdauungsstörungen wie Blähungen oder wechselndem Stuhlgang geht die Naturheilkunde von einer Dysbiose, einer unvorteilhaften Zusammensetzung der Bakterienflora des Darmes (Mikrobiom), aus, die Blasenentzündungen Vorschub leisten kann. Neben einer pflanzenbasierten, vollwertigen Ernährung können **Sauermilchprodukte und probiotischer Joghurt** hier hilfreich sein.

Avocado-Sanddorn-Kefir

1 Avocado, 500 ml Kefir, 4 EL Sanddorn-Elixier (Weleda), 150 ml Mineralwasser

Das Fruchtfleisch einer Avocado in große Stücke schneiden, mit Kefir und Sanddorn pürieren. Zuletzt das Mineralwasser untermischen und sofort trinken.

Sie sollten bei den **probiotischen Produkten** auf ein möglichst langes Haltbarkeitsdatum („Frische“) achten. Auch andere Nahrungsmittel, die über ihre Herstellung (Fermentation) lebende Bakterienkulturen mit positiver Wirkung auf das Mikrobiom (butyrat- und essigsäurebildende Bakterien) enthalten, z. B. Sauerkraut, Kimchi (milchsauer vergorenes Gemüse in Korea), Miso (Pasten auf Sojabohnenbasis in Japan) oder Brottrunk-Zubereitungen, sollten unter dem Stichwort Darmgesundheit im täglichen Speiseplan enthalten sein.

Beachten Sie bitte, dass die verträgliche Menge probiotischer Lebensmittel sehr unterschiedlich ist. Treten ca. 1–3 Stunden nach dem Essen starke Blähungen und Schmerzen in der Mitte des Bauches, um den Bauchnabel herum, mit Ausstrahlung nach unten Richtung Blase, also im Verlauf des Dünndarms, auf, war es des Guten zu viel. Ein Heiltee von Kümmel, Fenchel und Anis wirkt hier lindernd, aber grundsätzlich sollte dann die Menge derartiger Speisen verringert werden.

Häufige Heißhungerattacken auf Süßes und Juckreiz am After, besonders nachts und nach Süßem, weisen nach naturheilkundlicher Erfahrung auf eine **Belastung mit Pilzen** (z. B. *Candida*) hin. Dann ist die kurmäßige Anwendung des Apfelessig-Honig-Tranks angezeigt:

Apfelessig-Honig-Trank

1–2 TL naturtrüben Bio-Apfelessig und 1 TL Honig in ein großes Glas geben, mit Mineralwasser auffüllen, umrühren. Alternativ mit lauwarmem Wasser verrühren. Diesen Mix in kleinen Schlucken trinken, und zwar eine Woche lang 3-mal täglich, dann über vier bis sechs Wochen 1-mal täglich morgens nüchtern.

Den im Apfelessig enthaltenen Säuren (Essigsäure, Apfelsäure) werden antimikrobielle Wirkungen zugeschrieben, in dem Trank wird Wasserstoffperoxid (mutmaßlich aus dem Honig) freigesetzt, das antibakteriell wirkt.
Ein altes Hausmittel, das den Verdauungskanal pflegt und gleichzeitig durch die Kartoffel basisch wirkt, ist eine Mischung aus Kümmel, Kartoffel, Leinsamen und Wasser. Es ist besonders hilfreich, wenn auch Probleme mit der **Säureregulation des Magens** bestehen. Die Naturheilkunde sieht genauso wie die traditionelle chinesische Medizin funktionelle Beziehungen zwischen Magen und Nieren.

KüKaLeiWa
1 gestr. TL Kümmel- oder Fenchelfrüchte, 1 gut gehäufter TL ungeschrotete Leinsamen, 1 gewaschene, ungeschälte und kleingeschnittene Kartoffel

Kochen Sie diese Mischung für etwa 20 Minuten in 1 Liter Wasser, seihen es gleich ab und trinken den Sud über den Tag verteilt am besten warm.

Als Kur wird das KüKaLeiWa-Getränk etwa 4–6 Wochen morgens, mittags und abends eingenommen.

Letztlich kann die Darmgesundheit auch von gut funktionierenden **Enzymsystemen** profitieren. Es handelt sich dabei um Stoffe, die Nahrungsmittel in ihre Einzelteile zerlegen, chemische Reaktionen anregen und bei zahlreichen Stoffwechselvorgängen im Körper beteiligt sind. Enzyme werden etwa von den an der Verdauung beteiligten Speicheldrüsen im Mund oder der Bauchspeicheldrüse (Pankreas) abgesondert. Bitterstoffe vor dem Essen oder als Vorspeise (bittere Salate) regen diese Verdauungsdrüsen an. Auch in zahlreichen Nahrungsmitteln wie Ananas oder Papaya sind Enzyme in nennenswerter Menge enthalten. Darüber hinaus gib es zahlreiche Enzympräparate als Nahrungsergänzungsmittel und Medikamente. Arzneimittel mit Enzymen werden auch bei akuten Entzündungen zur Abschwellung und schnelleren Heilung angewandt.

Bei Enzymen gibt es keine Pauschalempfehlung, lassen Sie sich von Therapeuten oder Apotheken beraten. Zu beachten ist, dass Überempfindlichkeiten gegen Enzyme, vor allem aus Ananas und Papaya, gar nicht so selten sind. Da Enzyme die Blutfließfähigkeit verstärken, sollten Patienten, die schon Gerinnungshemmer einnehmen, keine

Enzympräparate in Selbstmedikation anwenden (Blutungsgefahr).

Für ein basisches Milieu sorgen

Vielleicht sind Sie im vorigen Abschnitt über den Begriff „basisch“ gestolpert. Normalerweise ist im Körper das Verhältnis von Säuren und Basen knapp zugunsten der Basen ausgesteuert, der pH-Wert im Blut etwa beträgt in der Regel 7,35–7,45. Im Rahmen von Entzündungen oder Schmerzen verschiebt sich der pH-Wert in dem betroffenen Areal in den sauren Bereich. „Schmerz macht sauer“. Auch eine fleisch- und zuckerlastige Ernährung fördert ein eher saures Milieu. Daher ist eine basenreiche Ernährung mit viel Gemüse und Verzicht auf Zucker und tierisches Eiweiß während einer Blasenentzündung (und eigentlich auch darüber hinaus) sehr sinnvoll. Interessanterweise wirken die meisten pflanzlichen Mittel gegen Blasenentzündung (z. B. die Bärentraubenblätter) auch nur im basischen Urin optimal.

Die Kontrolle des Urin-pH mit einem Teststäbchen gibt Aufschluss darüber, ob der Körper alleine in der Lage ist, genügend Säuren abzupuffern.

Ist das nicht der Fall, bieten sich Basenpulver an, die Sie in Drogeriemarkt oder Apotheke kaufen können. Für magensaftresistente Basenpräparate gibt es mittlerweile Studien, die eine schützende Wirkung bei chronischen Nierenleiden nahelegen. Lassen Sie sich zur individuellen Dosierung beraten.

Den Schmerz wegdrücken

Akupressur

Die Akupunkturpunkte Leber 3 und Dickdarm 4 sind bewährt zur Schmerzlinderung bei akuten Harnwegsinfekten. Ihre Lage an der Hand und dem Fuß unterstreicht das dahinterstehende Prinzip, bei akuten Störungen eher fern vom Schmerzort zu behandeln. Dickdarm 4 wirkt dabei eher auf Schmerzen im Bauchbereich, Leber 3 auf die ableitenden Harnwege/Genitalien. Zur Selbsthilfe, als Akupressur, wird jeder Punkt ca. 30 Sekunden mit dem Fingernagel des Zeigefingers, kreisförmig, stark massiert. Das Therapieprinzip heißt Gegenirritation, das heißt, es darf/soll wehtun! Wiederholungen sind alle 10–30 Minuten möglich.

Leber 3 (*Taichong*, großer Ansturm) liegt auf dem Fußrücken, zwischen großer Zehe und zweiter Zehe, da, wo der Finger stockt, wenn man ihn in der Rinne zwischen den ersten beiden Zehen Richtung Knöchel schiebt.

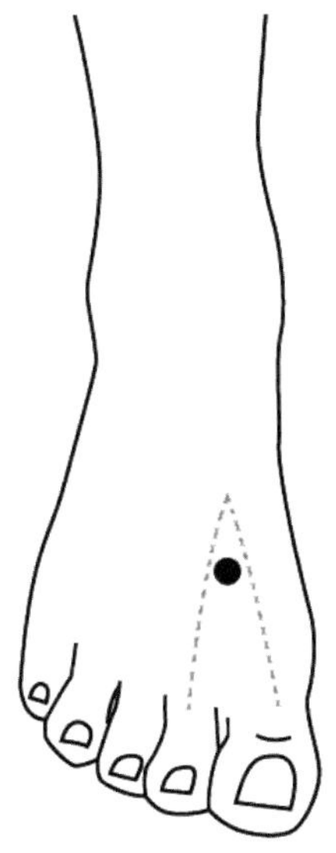

Dickdarm 4 (*Hegu*, Talverbindung) findet sich auf dem Handrücken, zwischen Daumen und Zeigefinger, auf dem höchsten Punkt des Muskelbauches, der entsteht, wenn man den Daumen an den Zeigefinger anlegt.

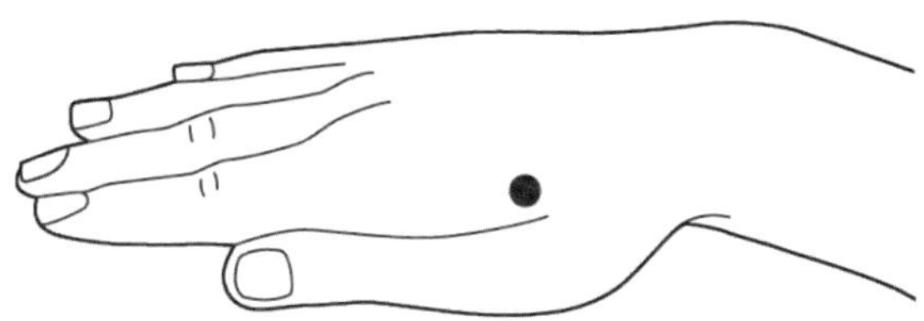

Fuß-Reflexzonen

Auch eine Fußsohlenreflextherapie ist bei einem akuten Harnwegsinfekt in Selbsthilfe möglich. Die Reflexzone der Niere findet sich im Hohlfuß und ist in der Regel auch bei einer Blasenentzündung schmerzempfindlich auf Druck. Die Reflexzone der Blase liegt weiter Richtung Ferse, am inneren Fußrand, etwa an der vorderen Ecke des Fersenbeins, der Harnleiter verbindet beide Areale wie eine Linie.

Da die Fußsohle sehr empfindlich ist, empfiehlt es sich, mit den Fingerbeeren von Daumen oder Zeigefinger sanft und langsam die schmerzhaften Areale zu berühren und den Druck nur bei guter Verträglichkeit zu erhöhen. Wenn Sie selbst Ihre Fußsohlen behandeln, ist die Zeigefingerkuppe das „Therapiewerkzeug", ist eine Hilfsperson beteiligt, kann diese ihre Handflächen auf die Fußrücken auflegen und mit den Daumen tätig werden.

Sinnvoll ist in jedem Fall die Verwendung eines Heilöls, das die Wirkung unterstützt. Infrage kommen Zubereitungen aus Johanneskraut (*Hypericum,* auch Johannesöl oder Rotöl wegen der rötlichen Farbe), Melissenöl bei eher krampfartigen Schmerzen oder Solum-Öl (Wala) mit Auszügen aus Kastaniensamen, Schachtelhalmkraut, Lavendelöl und Moor bei ausgeprägten Kältezeichen (s. Seite 22) und Angst.

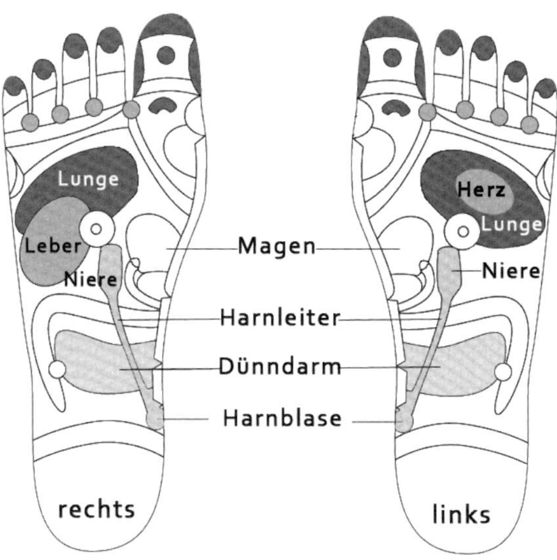

Hausmittel aus Küche und Bad

Hausmittel aus der Küche

Wann wird man krank? Nachts oder am Wochenende, also wenn Arztpraxis oder Apotheke nicht so einfach zu erreichen sind. In vielen Haushalten wurde eigentlich schon immer bei unkomplizierten akuten Infekten – vor Inanspruchnahme des Gesundheitssystems – nachgeschaut, was man parat hatte: in der Küche oder im Bad, um schnell etwas zu unternehmen, was den Verlauf verlangsamt, die Beschwerden lindert oder sogar die Heilung herbeiführt. In diesem Kapitel wollen wir Ihnen eine Reihe von Hausmitteln vorstellen, die einfach und unkompliziert anzuwenden sind.

Meerrettich und andere scharfe Pflanzen

Auf den Ingwertee mit Zitrone als Geheimwaffe bei Blasenbeschwerden mit Kältezeichen haben wir schon auf Seite 25 hingewiesen. Ist kein Ingwer vorhanden, gibt es vielleicht ein Glas Meerrettich.

Die geriebene Meerrettichwurzel wird ja gern als Beigabe zu fettigen Speisen gegessen, denn Meerrettich regt den Gallenfluss und damit die

Fettverdauung an. Zudem wirkt er durchblutungsfördernd und antimikrobiell. Diese Eigenschaften werden nicht nur bei Blasenentzündungen, sondern auch bei Infekten der oberen Atemwege genutzt. Es gibt sogar ein pflanzliches Arzneimittel aus Kresse und Meerrettich (Angocin® Anti-Infekt N) mit diesen Indikationen (mehr Informationen ab Seite 90).

Meerrettich gegen Infekte
1 TL Meerrettich, frisch gerieben oder aus dem Glas (möglichst ohne Zusatzstoffe), mit Honig vermischen und 2–3-mal täglich ½ TL davon einnehmen.
Für einen Brotbelag frische Meerrettichwurzel raspeln und ein Butterbrot dünn bestreuen, mit Honig beträufeln.
Hinweise: Meerrettich kann zu Magenreizungen führen. Wenn Sie empfindlich sind, können Sie den Meerrettich mit Sahne oder Joghurt vermischen.

Die Heilwirkung geht übrigens maßgebend von den Senfölverbindungen aus, die ihm auch die Schärfe verleihen.
Reich an Senfölen sind auch **Kresse, Radieschen** und natürlich der namensgebende **Senf**. Nehmen Sie mehrmals täglich 1 TL Senf mit 1 TL Honig verrührt ein.

Staudensellerie

Magenschonender ist **Staudensellerie** (Bleichsellerie). Er ist kaliumreich (Vorsicht bei chronischen Nierenleiden und eingeschränkter Nierenfunktion!) und enthält sekundäre Pflanzenstoffe und Vitamine mit antientzündlicher Wirkung (Antioxidantien), wirkt basisch und harntreibend. Er kann roh oder als Saft (wegen seines intensiven Geschmacks z. B. in Kombination mit Rote-Bete-Saft, Zitrone oder Apfelsaft) verzehrt werden. Auch die Teezubereitung ist möglich.

Sellerietee
1 Handvoll Staudenselleriestücke waschen, kleinhacken und in 1 Liter Wasser aufkochen, 5 Minuten ziehen lassen, abseihen. Lauwarm 1–3-mal täglich eine Tasse trinken.

Kirschen und Beerenobst

Ein wahrer Tausendsassa bei Harnwegsinfekten mit Hitzezeichen (s. Seite 22) in den Sommermonaten ist die **(Sauer-)Kirsche**. Sauerkirschsaft, ganzjährig erhältlich, gegebenenfalls 1:1 verdünnt mit zimmerwarmem Wasser, hat eine fieberlindernde Wirkung, die gesäuberten, abgekochten und getrockneten Kerne tun, erwärmt in

Leinen-/Baumwollsäckchen oder Geschirrtüchern oder als fertiges Kirschkernkisschen gut im Rücken oder an den Fußsohlen, und aus den Stengeln lässt sich ein Tee zubereiten.

Kirschstengeltee
1 Handvoll gesäuberter Kirschstengel mit ½ Liter Wasser für 10 Minuten kochen, dann weitere 10 Minuten ziehen lassen, die Stengel absieben und den Sud mit Honig gesüßt trinken.

Kirschstengel enthalten Gerbstoffe und Wachse, sie wirken harntreibend und hustenlindernd bei starker Verschleimung. **Vorsicht!** An selbst gepflückten Kirschstengeln können Pilzsporen anhaften, daher sollte über eine „notfallmäßige" kurzfristige Anwendung hinaus getrocknete, geschnittene Kirschstiele aus Apotheke, Drogerie oder dem Reformhaus verwendet werden!
Außerhalb der Kirschenzeit ist **Beerenobst** die Alternative: ob Aronia, Blaubeeren, Cranberry, Heidelbeeren, Johannisbeeren, Preiselbeeren, Sanddorn oder Weintrauben, alle enthalten sogenannte sekundäre Pflanzenstoffe, die bei Harnwegsbeschwerden hilfreich sein können. Gerade den dunklen Beeren wird aufgrund ihres

hohen Gehalts an Farbstoffen (Anthocyane, Carotinoide, Flavonoide) und Vitamin C eine entzündungshemmende Wirkung zugeschrieben. Sie sind in der Regel auch gerbstoffhaltig (und werden daher wie getrocknete Heidelbeeren bei Durchfall eingesetzt), bei empfindlichem Magen ist dann bezüglich der Menge Zurückhaltung geboten. Eine gute Maßeinheit ist die „Handvoll". Es muss übrigens nicht unbedingt das frische Obst sein, es gehen in der Not auch Tiefkühlware, getrocknete Beeren (möglichst ungeschwefelt) oder Säfte (Verzehrempfehlungen beachten). Aus tiefgekühlten oder getrockneten Beeren lässt sich auch Tee kochen (2 TL Beeren auf ½ Liter Wasser, 10 Minuten kochen, dann durchsieben, mit Honig süßen und schluckweise trinken).

Rote Bete und Kürbiskernöl

Hippokrates von Kos, dem „Stammvater" der europäischen Medizin, wird der Satz zugeschrieben: Eure Nährmittel sollen Eure Heilmittel sein, und Eure Heilmittel sollen Eure Nährmittel sein.

Ein Teller Rote Bete mit Kürbiskernöl erfüllt diese Bedingungen schon: Neben den Vitaminen und Spurenelementen sind es die Flavonoide in der roten Bete und die Phytosterole im Kürbiskernöl, die bei einer Blasenreizung lindernd wirken können. Auch bei begleitenden Prostatabeschwerden ist ein regelmäßiger Verzehr sinnvoll. Bei starken Kältezeichen wie häufigem Wasserlassen können Sie Walnussöl statt Kürbiskernöl verwenden.

Rote Bete mit Kürbiskernöl bei Blasenreizung
Gekochte und geschälte rote Bete in Scheiben auf einem Teller anrichten, mit Salz und Kümmel würzen und mit Kürbiskernöl übergießen.
Hinweise: Aufgrund des Nitratgehalts nicht für Säuglinge und Kleinkinder geeignet. Bei Nierensteinleiden wegen der Oxalsäurekonzentration nicht sinnvoll.

Küchenkräuter

In besonderem Maße können Sie die **Küchenkräuter** im Sinne von Hippokrates einsetzen. Diese stehen aufgrund ihrer Inhaltsstoffe auf der Schwelle zwischen Nahrungsergänzungsmittel und Heilpflanze. Bei akuten Blasenbeschwerden können sie als Tee zubereitet werden.

Sie werden bei einzelnen Kräutern lesen, dass sie Inhaltsstoffe enthalten, die, speziell bei längerzeitiger Anwendung in hohen Dosen, gesundheitsgefährdend sein können. Dies sollte aber bei einer Anwendung von maximal einem Tag unter Beachtung der Dosierungsempfehlungen und Gegenanzeigen kein Problem darstellen.

Wichtige Gewürze bei Harnwegsbeschwerden sind (in alphabetischer Reihenfolge) Estragon, Koriander, Liebstöckel. Majoran/Oregano, Petersilie, Schnittlauch, Thymian und Wacholderbeeren.

Estragon verfeinert häufig Gerichte der französischen Küche, ist Bestandteil der Sauce Bernaise und mancher Senfspezialitäten, gehört aber auch in die Frankfurter Grüne Soße. In der Naturheilkunde ist Estragon in erster Linie als Verdauungsmittel bekannt. Durch seine vielen Bitterstoffe regt er die Bildung von Magensäften an. Er wirkt über die Inhaltsstoffe Menthol und Thujon aber auch auf das Immunsystem und regt die Nierentätigkeit an. In Schwangerschaft und Stillzeit sollte auf Estragon wegen seiner Phytosterole verzichtet werden, Männer mit Prostataproblemen hingegen profitieren von diesem Gewürz. Estragon ist sehr intensiv, die Blätter schmecken süßlich mit einer Anisnote, also zurückhaltend dosieren, wenn Sie das Gewürz noch nicht kennen!

Gemahlene **Koriandersamen** sind Bestandteil zahlreicher Würzmischungen (Currypulver, Brotgewürze, Weihnachtsbäckerei), das gesamte Kraut, vor allem die Blätter, kennen Sie aber sicher auch aus der asiatischen Küche als unverzichtbares Gewürz und zur Speisen-Dekoration. Die kugelrunden kleinen Samen enthalten zahlreiche ätherische Öle (u. a. Kampfer), die sich erst nach Trocknung (und Röstung) entfalten und den herbwürzigen, im Abgang süßen Geschmack bestimmen. Koriandersamen wirken appetitanregend, die Magensaftausschüttung anregend, aber auch leicht krampflösend.

Das **Korianderkraut** enthält weniger ätherische Öle, in den Blättern finden sich die Vitamine A, C und K sowie Mineralstoffe. Der Geschmack wird als moschusartig, zitronig beschrieben – und (leider) gibt es eine genetische Disposition, Korianderblätter als seifig zu schmecken. Dies betrifft immerhin jeden 6. Europäer, in Asien ist die Quote deutlich geringer (ca. 3 %).

Während Schwangerschaft und Stillzeit wird Koriander nicht empfohlen, auch bei bekannter

Allergie gegen Sellerie und Beifuß ist Vorsicht geboten, da Kreuzreaktionen nicht selten sind. Als Tagesdosis werden 3 g Koriander angegeben, für die Teezubereitung gilt:

Koriandertee
1 TL gemahlener Samen oder 2 TL frisches Korianderkraut mit 1 großen Tasse heißem Wasser überbrühen, 10 Minuten zugedeckt ziehen lassen, absieben.

Liebstöckel heißt auch Maggikraut, und dieser Name ist Programm. Sein würziger Geschmack beruht auf den ätherischen Ölen, die mehr in der Wurzel als in den Blättern vorkommen, und nach naturheilkundlicher Erfahrung neben der verdauungsfördernden Wirkung die Harnmenge erhöhen und auch bei Neigung zu Nierengrieß empfohlen werden. Da zu den aromatischen Bestandteilen des Liebstöckel auch Cumarine gehören, sollte die Wurzel in Schwangerschaft und Stillzeit eher nicht verwendet werden. Als Tagesdosis werden 4–6 g Liebstöckelkraut angegeben, für eine Tasse Tee benötigt man einen gehäuften Teelöffel fein geschnittene oder grob pulverisierte Liebstöckelwurzel.

Das Maggikraut kann auch äußerlich als Auflage angewandt werden, wenn eine wärmende und entkrampfende Wirkung gewünscht ist.

Warme Liebstöckelauflage

Aus 4 TL getrocknetem Liebstöckel oder einer guten Handvoll frischem Liebstöckelkraut und einem Leinen-/Geschirrtuch ein Kräutersäckchen herstellen (die Ecken des Tuches alle miteinander fest verknoten), dieses in einem größeren Topf mit 1 Liter heißem Wasser übergießen, zugedeckt 10 Minuten ziehen lassen, dann das Säckchen herausnehmen und etwas abkühlen lassen, bis es etwa körperwarm ist (an der Innenseite des Unterarms testen, ob es nicht zu heiß ist). Das Säckchen auf die Blasenregion auflegen, mit einem Wolltuch abdecken und belassen, so lange es als angenehm empfunden wird.

Majoran und **Oregano** stammen aus der gleichen Pflanzenfamilie und werden auch etwas hochtrabend pflanzliche Antibiotika genannt. Angesichts der Inhaltsstoffe wie Gerbstoffe, ätherische Öle und Flavonoide (sekundäre Pflanzenfarbstoffe) ist eine schwache antimikrobielle Wirkung schon plausibel. In diesem Zusammenhang ist besonders der sekundäre Pflanzenstoff Arbutin zu beachten. Er kommt im Majoran in höherer Konzentration vor als im

Oregano und ist die Stoffwechselvorstufe einer speziell im Harntrakt wirksamen antibakteriellen Substanz (Hydrochinon).

Vorsicht! Hydrochinon ist in höherer Dosierung leberschädigend und potenziell krebsfördernd. Daher unterliegen hydrochinonhaltige Arzneimittel Anwendungsbeschränkungen in Bezug auf Anwendungsdauer und -häufigkeit, sie sollten auch nicht in Schwangerschaft, Stillzeit und bei Kindern angewandt werden. Da der Gehalt von Arbutin in den Kräutern sehr unterschiedlich sein kann, raten wir von der großzügigen Verwendung von Majoran und Oregano in der Schwangerschaft und bei Kleinkindern ab. Dies gilt auch für die Anwendung als Tee, der in der Volksmedizin neben Harnwegsbeschwerden auch bei Schnupfen, Husten und Verdauungsstörungen mit Blähungsneigung empfohlen wird.

Interessanterweise ist Majoran eher bei Durchfallneigung, Oregano hingegen bei Verstopfung angezeigt.

Petersilie hat eine lange Tradition bei Nieren- und Blasenleiden. In der Klostermedizin des Mittelalters etwa wurde sie gerne mit Birkenblättern, Brennnesselkraut und Spargel kombiniert. In der Tat enthält die Petersilie unter ande-

rem das ätherische Öl Myristicin, das antimikrobielle Wirkungen aufweist. Der würzige und leicht süßliche Geschmack macht die Petersilie zu einem sehr vielseitigen Gewürz. Die Blätter können ganz oder gehackt, roh wie in der Frankfurter Grünen Soße oder gekochten Gerichten (kurz vor Ende der Garzeit) beigegeben werden. Die Stengel gehören zusammen mit Thymian und Lorbeerblatt zu den Basiszutaten des *bouquet garni* der französischen Küche. Und Petersilienwurzel ist in der Küche eigentlich immer mit im Spiel, wenn es im Rezept Wurzelgemüse heißt. Die Wurzel enthält Furanocumarine, die dosisabhängig die Blutgerinnung beeinflussen können. Petersilienöl schließlich, gewonnen aus den Samen, ist reich an Apiol, auch Petersilienkampfer genannt. Apiol hat eine zusammenziehende Wirkung auf die Muskulatur des Magendarmkanals (Krämpfe) ebenso wie von Blase und Gebärmutter, außerdem kann es allergische Reaktionen hervorrufen und wirkt in hoher Dosierung leberschädigend.
Petersiliensud wurde früher als Abtreibungsmittel verwandt. Als Konsequenz sollte grundsätzlich in Schwangerschaft und Stillzeit Petersilie

möglichst sparsam verwendet werden und kein Petersilientee getrunken werden.

Petersilientee
1 Bund Petersilie mit einem halben Liter Wasser kurz aufkochen und 10 Minuten ziehen lassen.
Haben Sie nur eine Petersilienwurzel zuhause, können Sie diese kleinschneiden und mit 1 Liter Wasser 10 Minuten lang kochen, danach weitere 10 Minuten ziehen lassen und von dem Sud nach dem Absieben 1–3 Tassen trinken.

Schnittlauch gehört zusammen mit Estragon, Kerbel und Petersilie in der französischen Küche zur Gewürzmischung *fines herbes*. Es sollte immer frisch verwendet werden, da Erhitzen nicht nur schnell das Aroma, sondern auch die maßgeblichen, wirksamen Inhaltsstoffe zerstört. Freigesetzt werden diese beim Kauen oder durch Zerschneiden mit Messer und Schere. Essbar sind die Röhrenblätter und die Blüten. Schnittlauch schmeckt würzig und leicht scharf, ähnlich Zwiebeln oder anderen Lauchsorten, aber milde als diese. Seine antimikrobielle und harntreibende Wirkung geht vor allem von den Senfölverbindungen aus, daneben sind reichlich

Vitamine der B-Gruppe und Vitamin C, zahlreiche Spurenelemente (Calcium, Eisen, Kalium, Magnesium) und sekundäre Pflanzenstoffe aus der Gruppe der Carotinoide im Schnittlauch enthalten.
Schnittlauch wird in der traditionellen Heilkunde eine wärmende Wirkung zugeschrieben.

Schnittlauchpaste
Eine Paste aus ca. 2 g kleingeschnittenem Schnittlauch mit Kürbiskern- oder Walnussöl zu gekochtem Reis ist eine wohlschmeckende Mahlzeit bei beginnender Harnwegsreizung mit Wärmeverlangen. Alternativ erfüllt auch Schnittlauch-Quark diesen Zweck.

Thymian kennen Sie wahrscheinlich neben der Beigabe in der Pfanne bei Schmorgerichten und in Eintöpfen als Heilmittel aus Hustentees. In der Tat haben die Inhaltstoffe wie die ätherischen Öle Thujon, Thymol oder Geraniol (**Vorsicht!** Umwandlungsprodukte können allergisch wirken!), die Gerbstoffe und sekundären Pflanzenstoffe aus der Gruppe der Flavonoide auswurffördernde, entkrampfende und antimikrobielle Wirkungen. Diese Eigenschaften gelten auch für die Harnwege, und dieser Sachverhalt trifft auch für viele andere Heilkräuter zu. Der Volksmund spricht in diesem Zusammenhang von „Näschen – Bläschen". Insofern können Sie, wenn akut die Blase zwickt und Sie keine Arzneimittel dafür im Haus haben, tatsächlich mit Gewinn einen Hustentee trinken! In Hustentees finden genau wie in der Küche die Blüten und die nadelartig eingerollten Blätter, also das Kraut, Anwendung. Daneben gibt es noch das Thymianöl.

Vorsicht! Zubereitungen mit Thymian sollten aufgrund der Inhaltsstoffe Kampfer und Thujon nicht in Schwangerschaft und Stillzeit sowie bei Schilddrüsenüberfunktion (Hyperthyreose) angewandt werden. Thymianöl ist bei Säuglingen und Kleinkindern grundsätzlich kontraindiziert!

Die traditionelle Heilkunde beschreibt den Thymian als wärmend und trocknend, also ist er besonders bei starkem Wärmeverlangen angezeigt.

Thymiantee

Für einen Thymiantee aus dem Küchenkraut übergießen Sie 2 TL frischen oder 1 TL getrockneten Thymian mit einer großen Tasse heißes Wasser, lassen ihn 10 Minuten zugedeckt ziehen und sieben den Sud dann durch.

Wacholderbeeren werden in der Küche zum Aromatisieren von Sauerkraut, Wild, Geräuchertem, Fisch und Pasteten während der Garzeit verwendet. In den meisten Rezepten ist von ca. 10 Wacholderbeeren die Rede. Der Geschmack ist fruchtig-holzig und leicht säuerlich, die Beeren können leicht schimmeln, wenn sie zu feucht lagern.
Zu den medizinisch relevanten Inhaltsstoffen zählen ätherische Öle (Pinen, Sabinen, Myrcen, Terpinen), Gerbstoffe, Farbstoffe (Leukoanthocyanidine, Flavonoide). Wacholderbeeren wirken dadurch antimikrobiell, appetitanregend und entkrampfend. In der traditionellen Heilkunde stand die entwässernde Wirkung im Mittelpunkt, die über eine dosisabhängige Reizung der Nieren zustande kommt. Der dafür vor allem verantwortliche Inhaltsstoff Sabinen (auch in niedrigen Mengen enthalten in Majoran, Oregano und Petersilienwurzel) kann in hohen Dosierungen innere Blutungen, Krämpfe, Bewusstlosigkeit und Atemlähmung auslösen. Daher gilt für medizinische Zubereitungen von Wacholder eine zeitliche Anwendungsbeschränkung sowie als Gegenanzeigen Schwangerschaft und Still-

zeit, eine akute Nierenentzündung und bei manchen Autoren eine akute Blasenentzündung. Grundsätzlich sollten auch Wacholderbeeren in Schwangerschaft und Stillzeit eher gemieden werden, da sie wehenauslösend wirken können. Als Leitsymptom für eine Wacholder-Überdosierung gilt blutiger Urin von veilchenartigem Geruch, in diesem Fall muss umgehend ärztliche Hilfe aufgesucht werden!

Wacholderbeerentee
Quetschen Sie 20 Beeren (entspricht 2 g) und lassen sie in ¼ Liter Wasser 20 Minuten köcheln, dann abseihen und bis zu 3 Tassen täglich trinken. Sie können auch über den Tag verteilt einzelne Beeren kauen.

In der traditionellen Medizin wird der Wacholder als wärmend und trocknend klassifiziert, er ist also bei Beschwerden durch Auskühlung und bei starkem Wärmeverlangen angezeigt.
Eine sehr elegante Anwendung möglichst zahlreicher Küchenkräuter ist die Hühnersuppe, selbst gekocht. Im angloamerikanischen Kulturkreis auch *Jewish Antibiotic/Penicillin* genannt, hat sie, lange gekocht und ordentlich gewürzt, tatsächlich nachweisbare positive Effekte auf das Immunsystem. Sie liefert auch die Flüssigkeit,

die bei einem Harnwegsinfekt über eine gesteigerte Nierentätigkeit den Urinfluss fördert. Trinkt man nur die Brühe, ohne Fleisch, führt man dem Körper nach naturheilkundlicher Erfahrung ein basisches Nahrungsmittel zu und wirkt damit der entzündungsbedingten „Übersäuerung“ entgegen.

Kraftbrühe

1 Bio-Huhn, 300–500 g Möhren, 1–2 Stangen Lauch, 300–500 g Sellerieknolle, 1 daumengroßes Stück Ingwer, Petersilie, Bohnenkraut, Thymian, Majoran

Die Zutaten (bis auf die Kräuter) in einen großen Topf geben, mit Wasser auffüllen und zum Kochen bringen. Auf kleinster Flamme mindestens 2–3 Stunden köcheln lassen. In der letzten halben Stunde die Kräuter mitkochen. Die Brühe abgießen. Das Fleisch vom Knochen lösen und kleinschneiden; in die Suppe geben.

Natron

Ist für das Suppekochen keine Zeit, bietet sich **Natronpulver** zur schnellen Selbsthilfe an. Als (Kaiser-) Natron, Backsoda oder Backpulver ist es eigentlich in jedem Haushalt vorhanden. Mitunter ist es verblüffend, wie schnell der Brennschmerz nach der Einnahme nachlässt

Natrongetränk
3-mal täglich 1 gestrichenen TL Natron in einem großen Glas mit ca. 0,3 Liter Wasser auflösen und trinken.

Auch eine örtliche Anwendung als Basenwickel bei einem starken Entzündungsschmerz ist möglich, wenn keine anderen Mittel zur Verfügung stehen.

Basenwickel
1 TL Natronpulver mit ½ Liter körperwarmem Wasser verrühren und mit der Mischung ein Geschirrtuch tränken. Dieses wird auf die betroffene Stelle (Blase, Genitalien) aufgelegt und mit einem Wolltuch bedeckt/fixiert. Die Einwirkzeit kann bis zu drei Stunden sein, allgemein, solange der Wickel als wohltuend empfunden wird. Eine Wiederholung ist möglich.

Natronpulver kann auch für sogenannte Basenbäder verwendet werden, womit wir die Küche verlassen und uns dem Bad und seinen Selbsthilfemöglichkeiten bei Harnwegsinfekten zuwenden.

Hausmittel aus dem Bad

Wenn man angeschlagen ist, die Blase schon schmerzhaft spürt und fröstelt, ist der Wunsch nach einer heißen Badewanne naheliegend, aber nicht immer die beste Lösung.
Aus medizinischer Sicht stellt das Vollbad, da es den ganzen Körper betrifft, in Verbindung mit der starken Wärme einen großen Reiz dar und kann die Kräfte des Körpers (Regulation), speziell die des Kreislaufs, schnell auch überfordern. Eine Alternative bietet dann ein warmes Teilbad, konkret das warme Fußbad mit Salz. Einen stärkeren Reiz stellt das ansteigende Fußbad dar, dem ebenfalls Salz zugesetzt werden kann. Noch stärker ist das warme/heiße Sitzbad, zum Beispiel mit Kamille, einzuordnen.

Achtung! Sobald Sie sich unwohl fühlen und spätestens, wenn das vegetative Nervensystem mit Schweißausbruch oder Herzklopfen reagiert, sofort die Badeanwendung beenden und mindestens eine Viertelstunde nachruhen!

Warmes Fußbad mit Salz

Ein warmes Fußbad wärmt nicht nur die Füße, sondern führt reflektorisch zu einer Mehrdurchblutung des gesamten Körpers. Neben der Blase profitieren erfahrungsgemäß sogar die Nasennebenhöhlen davon! Der durchblutungsfördernde Reiz ist noch stärker, wenn Sie dem Fußbad Salz zufügen.

Das Gefäß, in dem Sie die Füße baden, sollte so hoch sein, dass das Wasser bis zur halben Wade reicht: Geeignet sind Badewanne, spezielle Fußbadewannen, Wäschewannen, Plastiktonnen, Fensterputzeimer, notfalls ein Eimer für jeden Fuß. Füllen Sie gut körperwarmes Wasser (37–40 °C, bei Krampfaderleiden 30 °C) in die Fußbadewanne und geben Sie 1–2 Handvoll Salz (am besten grobes Meersalz) dazu. Die Füße nach Verträglichkeit 10–15 Minuten baden, abtrocknen, Wollsocken anziehen und eine Viertelstunde nachruhen. Der Zusatz von Salz kann übrigens zu unterschiedlichen Reaktionen führen – krebsroter Haut beim einen, keine Reaktion beim Nächsten. Im Zweifelsfall beginnen sie mit 1 EL Salz.

Temperaturansteigendes Fußbad

Für das temperaturansteigende Fußbad benötigen Sie außer der Fußwanne ein Gefäß (z. B. Thermoskanne) mit heißem Wasser. Sinnvoll ist eine Hilfsperson. Füllen Sie Ihre Fußbadewanne zunächst knöchelhoch mit ca. 25 °C warmem Wasser (ggf. mit dem Badethermometer prüfen) und geben Sie 3 EL Salz (ideal ist grobes Meersalz) hinein. Baden Sie die Füße darin ca. 5 Minuten und gießen (Hilfsperson) dann mehrmals heißes Wasser nach (**Vorsicht,** Verbrennungsgefahr!), so dass die Temperatur allmählich auf bis zu 35 °C (bei Krampfaderleiden auf 30 °C) ansteigt. Wenn Sie beginnen zu schwitzen, wird das Bad abgebrochen, ansonsten beträgt die Badedauer ca. 15–20 Minuten. Danach die Füße abtrocknen, Socken anziehen und mindestens eine Viertelstunde im Bett nachruhen.

Sitzbad

Der nächststärkere Reiz als Badeanwendung ist das Sitzbad. Es wirkt direkter/näher am Ort der Entzündung und sollte daher bei starken Krankheitszeichen wie Fieber, Unverträglichkeit von Wärme, spärlichem Urin oder Kreislaufproblemen nicht angewandt werden.

Das Sitzbad kann grundsätzlich kalt (eher zur Abhärtung, s. auch Seite 29 ff), warm oder temperaturansteigend durchgeführt werden. Wir empfehlen die warme Variante, da sie ohne eine Hilfsperson auskommt und weniger anstrengend als die beiden anderen ist. Füllen Sie dazu angenehm warmes Wasser (37–40 °C) in die Badewanne oder noch besser in eine kleine Sitzbadewanne, setzen sich mit bekleidetem Oberkörper in das Wasser und baden 10–15 Minuten. Wenn Sie frieren oder sich unwohl fühlen, das Bad abbrechen oder warmes Wasser nachgießen. Das warme Sitzbad wirkt krampflösend und kann bei stark verkrampftem Blasenschließmuskel bzw. Angst, Wasser zu lassen, den Harnfluss wieder in Gang bringen. Alternativ reicht es mitunter schon, sich mit entblößtem Unterleib breitbeinig über einen Eimer mit heißem Wasser zu hocken/stellen. Die warmen Wasserdämpfe haben dann die gleiche Wirkung.

Sitzbad mit Zusätzen

Dem warmen Wasser können auch wirkungsverstärkende Badezusätze beigegeben werden. Bewährt sind Natron/Basenpulver (2–3 EL), Kamille und Aromaöle.

Das **Sitzbad mit Kamille** kann mit einem Sud aus losen Kamillenblüten durchgeführt werden, es bietet sich jedoch auch die Tinktur, bzw. der Fluidextrakt an (Fertigarzneimittel wie Kamillosan®, Kamillin® Bad Robugen Lösung) an. Im Sud sind mehr wasserlösliche Bestandteile (Schleime), im alkoholischen Auszug mehr ätherisches Öl enthalten. Daher steht neben der schmerzlindernden Wirkung beim Tee eher eine reizlindernde Wirkung, z. B. bei trockener, rissiger Haut im Genitalbereich, im Vordergrund, beim Fertigarzneimittel (alkoholischer Auszug) eine entzündungs- und keimmindernde Wirkung. Verwenden Sie bitte beim Tee auf jeden Fall Apothekenqualität (lose oder Beutel), denn Filterbeutel im freien Handel sind oft minderwertig und nicht selten mit einer weniger wirksamen und zudem eher allergenen Kamillenart verunreinigt.

Kamillensitzbad

Für den Kamillensud 2 EL Kamillenblüten mit ½ Liter Wasser übergießen, zugedeckt 5–10 Minuten ziehen lassen, abseihen und den Sud in das Sitzbad geben. Dosierung der Fertigarzneimittel nach Packungsbeilage.

Die **ätherischen Öle** zahlreicher Pflanzen haben wie das Kamillenöl einen Bezug zu den Harnwegen. Sie können mit Gewinn den warmen Badeanwendungen zugegeben werden. Sandelholzöle etwa werden im Ayurveda bei Harnwegsinfekten angewandt. Allerdings benötigen die ätherischen Öle einen sogenannten Emulgator, um sich optimal mit dem Wasser zu mischen und ihre Wirkung zu entfalten. Bei Fußbädern können das 2 EL Sahne sein, da die Füße in der Regel eher trocken sind. (**Achtung!** Die Sahne macht den Wannenboden glatt!) Bei Sitz-/Vollbädern kommen neben Sahne auch Mandelöl, Milch und flüssiger Honig in Frage, aber auch Kokos-, Oliven- oder Sonnenblumenöl sind geeignet.

Als **Faustregel** gilt: ½ Glas Emulgator und 10 Tropfen Aromaöl für ein Vollbad, bei einem Fuß-/Sitzbad halbieren Sie die Tropfenzahl, ebenso bei Kindern. Verrühren Sie das ätherische Öl mit dem Emulgator Ihrer Wahl in einem Glas und geben Sie die Mischung in das Badewasser.

Ohne Emulgator kommt die Eukalyptuskompresse bei akuten Krampfschmerzen der ableitenden Harnwege aus.

Eukalyptuskompresse bei krampfartigen Blasenschmerzen

Ein Leinentuch oder großes Taschentuch (20 x 30 cm) in einen verschließbaren Gefrierbeutel legen. 1 EL 10% Eukalyptusöl aus der Apotheke dazugeben, die Tüte verschließen und gut durchkneten, so dass sich das Öl in der Kompresse verteilt. Nun eine Wärmflasche mit heißem Wasser (60–70 °C) zur Hälfte füllen. Die Tüte mit der Ölkompresse auf die Wärmflasche legen und damit erwärmen, mit einem Waschlappen abdecken und alles mit einem Wolltuch umhüllen. Alternativ können Sie auch ein erwärmtes Kirschkernkisschen oder Hot Packs verwenden.

Sobald die Tüte mit der Kompresse erwärmt ist (gut körperwarm), die Kompresse aus der Tüte nehmen und auf die Blasenregion legen. Mit dem ja ebenfalls angewärmtem Waschlappen bedecken und das Wolltuch darüberlegen. Wenn starkes Wärmeverlangen besteht, können Sie die Wärmflasche oder das Kirschkernkisschen noch darüberlegen. In jedem Fall den Körper einhüllen (Decke) und 30 Minuten ruhen bzw. so lange, wie die Kompresse als angenehm empfunden wird, dann Kompresse entfernen und weitere 30 Minuten nachruhen. Eine Anwendung 2-mal täglich ist möglich.

Vorsicht! Eukalyptusöl kann die Atemwege reizen und verengen und sollte daher bei Asthma, Keuchhusten oder Pseudokrupp nicht angewendet werden. Weitere Gegenanzeigen sind Schwangerschaft und Stillzeit, auch bei Säuglingen und Kleinkindern grundsätzlich keine Eukalyptuszubereitungen!

Neben Kamille, Sandelholz und Eukalyptus sind Aromaölmischungen gebräuchlich. Darin finden sich häufig Auszüge von Bergamotte, Lavendel, Melisse, Orange und Rose.
Bei wiederkehrenden Pilzinfektionen lohnt sich ein Therapieversuch mit einem Intimpflegeöl auf Basis von Mandelöl (100 ml) mit Teebaum (10 Tropfen), Lavendel (10 Tropfen), Palmarosa (5 Tropfen) und Rose (10 %, 1 Tropfen).
Wir empfehlen zu medizinischen Zwecken Aromaöle in Apothekenqualität. Zur Not können Sie bei starken Krampfschmerzen aber auch auf Ihre Badezusätze/Duschgele/Körperlotionen zurückgreifen, die in ihrer Beschreibung das Stichwort „Entspannung" haben.

Achtung! Pfefferminzöl, Zitrone und hautreizende Öle (Nelkenöl, Zimtrinde, Zimtblätter, Oregano, Thymian, Bohnenkraut) sind nicht für Badeanwendungen geeignet! Lesen Sie vor der Anwendung die Packungsbeilage! Lassen Sie sich zu Aromaölen in der Apotheke beraten.

Heilpflanzen

Heilpflanzentees

Bemerkt man die ersten Anzeichen einer Blasenentzündung (gerade Patientinnen mit wiederkehrenden Beschwerden sind darin sehr erfahren), sollte und kann man in Selbsthilfe erst einmal einen Tee trinken.

Tees stellen eine der klassischen Arzneiformen von Heilpflanzen dar. Seit dem Altertum war der Kräutertee eine der ersten Maßnahmen bei vielen Krankheiten: Husten, Halsweh, Bauchschmerzen oder Blasenbeschwerden. Denn Tee vereint mehrere günstige Effekte: Zunächst bedeutet Teetrinken, dass man Flüssigkeit zuführt und damit die Schleimhäute befeuchtet und die Ausscheidung über die Nieren anregt. Tee führt außerdem Wärme zu. Diese innerliche Wärme wirkt durchblutungsfördernd, krampflösend und anregend. Dies ist immer dann gut, wenn die Krankheit mit Kälte einhergeht wie bei einer Blasenentzündung durch Unterkühlung. Auch sind viele Krankheitserreger wärmeempfindlich, so dass hier ebenfalls ein heißer Tee gute Dienste leisten kann. All diese Vorteile gelten für jeden Heilpflanzentee, unabhängig von der

Wahl des Heilkrautes (Teedroge). Insofern ist, wenn Sie überhaupt keinen Tee daheim haben, das Trinken von heißem Wasser eine effektive „Notfallmaßnahme“. Nicht umsonst wird auch im Ayurveda heißes Wasser als Getränk empfohlen, als Faustregel etwa alle halbe Stunde eine Tasse. Das Wasser sollte 10 Minuten und länger gekocht haben!

Dazu kommt dann noch die Wirkung der jeweiligen Teedroge(n). Haben Sie keine Heiltees in Ihrer Hausapotheke, schauen Sie Ihre Gebrauchstees durch. Grüner oder weißer Tee, kurz gezogen (2–5 Minuten), Hagebuttentee, Java-Tee (*Orthosiphon stamineus*, Katzenschnurrbart) oder Chai-Tee sind bei einer Blasenentzündung geeignet. Auch Mischungen, bei denen Wärme, Entspannung, Harmonie, guter Abend, basisch, detox oder Entgiftung auf dem Etikett stehen, enthalten mit hoher Wahrscheinlichkeit Kräuter bzw. Inhaltsstoffe mit positiver Wirkung auf den Harntrakt.

Wir empfehlen den Aufbau einer Tee-Hausapotheke. Dabei ist es am einfachsten, wenn Sie in der Apotheke fertige Tees zu den häufigsten Indikationen kaufen. Es gibt Tee in Beutelform, viele Apotheken mischen aber auch ihre eigenen Tees und

können Ihnen gute Empfehlungen zu Lagerung und Anwendung geben, passend zu den Beschwerden, die bei Ihnen vorherrschen. Das kann nämlich bei einer Blasenentzündung durchaus unterschiedlich sein. Neben dem durchspülenden Effekt kann das mal Schleimhautschutz oder Entzündungshemmung sein, mal steht die Bekämpfung der Keime im Vordergrund.
Die Apotheke ist bei Tees zu medizinischen Anwendungen noch aus einem weiteren Grund in jedem Fall erst einmal der wichtigste Ansprechpartner: Teepflanzen sind Naturstoffe und können je nach Anbau auch unerwünschte Substanzen wie Schwermetalle und Pestizide anreichern. Hier sind Sie mit Apothekenqualität auf der sicheren Seite, da der Heilpflanzenanbau besonderen Vorschriften und Prüfungen unterliegt.

Grundsätze der Teezubereitung

Aufguss: Wenn nicht anders angegeben, übergießen Sie die oberirdischen Teile (Blüten, Blätter, Stengel), das „Kraut", mit heißem Wasser (ca. 80 °C). Abgedeckt 5–10 Minuten ziehen lassen, dann absieben (abseihen) und den Aufguss schluckweise trinken. Man rechnet 2 TL frisches oder 1 TL getrocknetes Kraut auf eine „große Tasse" (150 ml) Wasser.

Abkochung: Die unterirdischen Teile (Wurzeln), aber auch härtere oberirdische Teile wie Hölzer oder Rinden in Wasser 5–10 Minuten kochen, danach 5–10 Minuten ziehen lassen, absieben und den Sud schluckweise trinken. Man rechnet 1–2 TL auf 500 ml Wasser.

Kaltansatz: Bei sehr hitzeempfindlichen Arzneipflanzen (Baldrian, Mistel) oder solchen, bei denen durch Kochen zu viele Gerbstoffe oder andere schleimhautreizende Stoffe gelöst würden (z. B. Bärentraubenblätter), findet der Kaltansatz Anwendung: 2–4 TL der entsprechenden Pflanzenteile 8–12 Stunden (über Nacht) in 1 Liter kaltes Wasser legen, dann die Flüssigkeit in einen Topf absieben und darin langsam auf Trinktemperatur erwärmen.

Kamillentee zum Schleimhautschutz

Suchen Sie bei aufkommenden Beschwerden einen Tee aus Ihrer Hausapotheke, dann wählen Sie den Kamillentee. Kamillenblüten enthalten eine Vielzahl von Inhaltsstoffen (v. a. ätherisches Öl, Flavonoide und Schleimstoffe) und wirken dadurch antibakteriell, antiviral und antimykotisch (pilzhemmend), außerdem entzündungsmindernd, wundheilungsfördernd, schleimhautschützend und krampflösend. All das kann

man sehr gut bei der Blasenentzündung gebrauchen. Sogar eine immunstimulierende Wirkung kommt noch hinzu.
Besorgen Sie sich einen hochwertigen Kamillentee aus der Apotheke. Wenn Sie den Tee in Beutelform wählen, dann am besten einzeln verpackt, da das ätherische Öl aus den Kamillenblüten leicht flüchtig ist. Bei ausgesprochener Wärmeunverträglichkeit und starken Hitzezeichen (s. Seite 22) ist die Kamille nicht hilfreich. Wählen Sie dann stattdessen eine Zubereitung mit Löwenzahn.

Löwenzahntee zur Ausleitung

Sie kennen Löwenzahnblätter und die leuchtend gelben Blüten vielleicht aus Frühlingssalaten und wissen um seine verdauungsfördernde Wirkung auf Leber und Galle. Im französischen Sprachraum heißt der Löwenzahn *pissenlit* (Bettnässer), um seine Wirkung auf den Harntrakt zu verdeutlichen.
Seit alters wird Löwenzahnkraut (*Taraxaci herba*) in der Volksmedizin auch gerne mit Brennnesselkraut kombiniert und im Rahmen sogenannter „Entgiftungskuren" angewandt. In der tradi-

tionellen chinesischen Medizin wird dem Löwenzahn eine kühlende Qualität zugemessen, er ist bei einer Blasenentzündung mit starken Hitzezeichen (s. Seite 22) unsere Empfehlung der Wahl, zur Not aus dem eigenen Garten! Bei niedrigem Blutdruck sollte man keine Löwenzahnzubereitungen anwenden, bei Leber-/Galleleiden erst nach ärztlicher Rücksprache.

Brennnesseltee zur Entzündungshemmung

Seine große therapeutische Breite macht das Brennnesselkraut (*Urticae herba*) zu einem wahren Universalheilmittel in der Volksmedizin. Ob bei rheumatischen Beschwerden, Störungen im hormonellen System oder Entzündungen, die Inhaltsstoffe der Brennnessel wie Ameisensäure, sekundäre Pflanzenfarbstoffe (Flavonoide, Astragalin), Gerbstoffe (Isoquercitin), ätherische Öle (Kampferöl) und Kieselsäure können hilfreich sein. So wirkt sie auch bei Harnwegsinfekten, gerade bei Mitbeteiligung von Gebärmutter oder Prostata als unterstützende Maßnahme zur ärztlichen Therapie. Brennnesselkraut findet sich in zahlreichen Teemischungen, aus jungen, frisch gesammelten Brennnesselblättern, die ja zuweilen in Salaten auftauchen, lässt sich ein

Akut-Tee zubereiten. Als Gegenanzeige für Zubereitungen mit Brennnessel gelten herzbedingte Wassereinlagerungen (Ödeme).

Schachtelhalmtee zur Stärkung von Haut und Schleimhäuten

Zinnkraut, wie das Schachtelhalmkraut (*Equiseti herba*) auch genannt wird, hat in der Volksheilkunde einen hohen Stellenwert einerseits bei Knochenerkrankungen und Bindegewebsschwäche, anderseits bei Beschwerden der Harnwege. Die maßgeblichen Inhaltsstoffe (Kieselsäure, Flavonoide, Alkaloide und Kaffeesäureester) stützen diese Erfahrungen und legen neben der urintreibenden Wirkung eine antientzündliche Wirkung nahe, die ja auch in Form von Zinnkraut-Sitzbädern bei Pilzerkrankungen im After- und Genitalbereich therapeutisch genutzt wird. Ein Leitsymptom für den Zinnkrauttee ist eine starke Schweißneigung. Ein Therapieversuch mit einer Zinnkraut-Teekur lohnt auch bei Prostatabeschwerden und nach operativen Eingriffen an den Harnwegen.

Bärentraubenblättertee zur Keimhemmung

Bärentraubenblätter (*Uvae ursi folium*) sind reich an Gerbstoffen und Arbutin. Dieses wird im Magen-Darm-Kanal und in der Leber jeweils umgewandelt. Es entsteht letztlich ein wasserlöslicher Hydrochinonkomplex, der über die Nieren ausgeschieden und in den Harnwegen von dort befindlichen Bakterien (vor allem aus der Familie *E. coli*) gespalten wird, wodurch antibakterielles Hydrochinon entsteht. Es wirkt besonders gut im basischen Milieu, daher ist eine pflanzenbasierte, basische Ernährung (s. Kap. „Für ein basisches Milieu sorgen“, Seite 35) während der Anwendung sinnvoll. Aufgrund des hohen Gerbstoffgehalts, der magenreizend wirken kann, sollten der Tee als Kaltansatz zubereitet werden.

Bärentraubenblättertee

4 TL fein geschnittene Blätter mit 1 Liter Wasser über Nacht in einer Schüssel stehen lassen, dann die Flüssigkeit in einen Topf absieben und langsam auf angenehme Trinktemperatur erwärmen, 3–4 Tassen am Tag trinken.

Dieser zeitintensive Ansatz eignet sich eher bei wiederkehrenden Blasenentzündungen und solchen, bei denen der Erreger *E. Coli* schon mittels Urinkultur festgestellt wurde.

Angemerkt sei, dass Bärentraubenblätter auch in zahlreichen Teemischungen enthalten sind, deren Zubereitung dann per Aufguss deutlich unkomplizierter ist. Darüber hinaus gibt es auch Fertigpräparate mit Bärentraubenblätterextrakten (s. Seite 83).

Achtung! Der Arbutingehalt in den Bärentraubenblättern schwankt naturgemäß, und sein Stoffwechselprodukt Hydrochinon kann in höheren Dosierungen eine leberschädigende Wirkung haben, auch schädigende Wirkungen auf das Erbgut sind nicht ausgeschlossen. Daher sollten keine Zubereitungen mit Bärentraubenblättern während Schwangerschaft und Stillzeit eingenommen werden, auch für Kinder unter 12 Jahren gilt diese Gegenanzeige. Weiterhin ist die Anwendung auf maximal 1 Woche zu begrenzen – wir empfehlen 3 Tage – und sollte nicht mehr als 5-mal pro Jahr erfolgen.

Weitere Heilpflanzen zur Durchspülung

Bei den folgenden Teepflanzen steht die durchspülende (aquaretische) Wirkung im Mittelpunkt. Sie ergänzt die antibakteriellen und entzündungshemmenden Effekte der oben beschriebenen Heilpflanzen und kann auch eine Antibiotikatherapie unterstützen, allerdings nur, wenn dem Körper auch genügend Flüssigkeit angeboten wird! Die Nieren funktionieren vereinfacht wie der Kaffeefilter daheim, es kommt nur unten etwas heraus, wenn man oben heißes Wasser hineingeschüttet hat. Eine tägliche Trinkmenge von ca. 1,5–2 Litern ist sinnvoll. Von früheren Empfehlungen bis zur doppelten Menge hat sich die Wissenschaft mittlerweile verabschiedet, da sehr große Harnmengen die Schleimhäute reizen können

Die aquaretische Wirkung geht in der Regel von den ätherischen Ölen oder den sekundären Pflanzenstoffen (Flavonoide) aus. Insofern gehören auch die bei den Küchenkräutern (s. Seite 45) besprochenen Liebstöckelwurzel, Petersilienwurzel und Wacholderbeeren in diese Rubrik. Hier seien noch genannt:

- Birkenblätter (*Betulae folium*)
- Goldrutenkraut (*Solidaginis herba*)
- Hauhechelwurzel (*Ononidis radix*)
- Orthosiphonblätter (*Orthosiphonis folium*)
- Preiselbeerblätter (*Vitis idaeae folium*)
- Queckenwurzelstock (*Graminis rhizoma*)

Kerckhoff A, Elies M: Tee zum Heilen und Genießen. Essen: KVC 2018

Die durchspülend wirkenden Teepflanzen werden in der Regel in Nieren-Blasentees, also Mischungen verschiedener Heilkräuter, eingesetzt. Es gibt sie auch als Fertigarzneimittel (s. Seite 81). Als Beispiel finden Sie hier das Rezept eines vorrangig durchspülenden Tees (Goldrute, Löwenzahn) mit milder entzündungshemmender (Brennnessel), kühlender (Löwenzahn) und entkrampfender (Melisse) Wirkung. Er eignet sich auch zur unterstützenden Anwendung während einer Antibiotikatherapie.

Durchspülungstee für Nieren und Blase

40,0 g Goldrutenkraut
20,0 g Löwenzahnkraut
20,0 g Melissenblätter
20,0 g Brennnesselkraut

1 flachen TL Teemischung mit 1 Tasse kochendem Wasser (ca. 150 ml) übergießen und bedeckt 5–10 Minuten ziehen lassen, abseihen. Mehrmals täglich eine Tasse trinken.

Einen stärker durchspülenden Effekt erzielt man, wenn man Löwenzahn, Melisse und Brennnessel in der Menge um jeweils 5,0 g reduziert und dafür 15,0 g Birkenblätter zufügt. Lassen Sie sich in der Apotheke beraten, welcher Tee gut zu Ihren Beschwerden passt.

Es gibt auch durchspülende Pflanzenmischungen als Tee-Fertigpräparate (Granulat, Pulver). Diese müssen nur noch mit heißem Wasser aufgegossen werden, wie zum Beispiel (ohne Anspruch auf Vollständigkeit):

- Harntee 400 TAD N Gran (Birkenblätter, Orthosiphonblätter, Goldrutenkraut)
- Harntee-Steiner Teeaufgusspulver (Birkenblätter, Orthosiphonblätter, Goldrutenkraut)
- Heumann Blasen- und Nierentee Solubitrat uro Teeaufgusspulver (Birkenblätter, Goldrutenkraut)

Achtung! Keine Anwendung von durchspülenden Tees bei akuter Nierenentzündung sowie bei eingeschränkter Herz- und/oder Nierentätigkeit!

Nieren-Blasentees (Mischungen)

In der traditionellen Pflanzenheilkunde haben Tees aus Mischungen verschiedener Heilkräuter einen hohen Stellenwert. Die einzelnen Bestandteile ergänzen sich dabei idealerweise sowohl in ihrer Wirkung als auch in der Minderung von Nebenwirkungen einzelner Stoffe.

Im Laufe der Zeit haben sich besonders wirksame Kombinationen herauskristallisiert. Diese sind in Form von sogenannten Standardzulassungen von der deutschen Arzneimittelzulassungsbehörde (BfArM) gelistet. Das bedeutet, dass pharmazeutische Hersteller, aber auch Apotheken sich auf diese Rezepturen beziehen können, wenn sie eigene Teemischungen herstellen und anbieten.

Für den Indikationsbereich Blasen-Niere gibt es sieben solcher Standardzulassungen. In diesen ist jeweils geregelt, wie hoch der Gehalt der einzelnen wirkungsbestimmenden Pflanzen zu sein hat und welche weitere, etwa zur Geschmacksverbesserung zugesetzt werden dürfen. Derartige Produkte gibt es auch als Aufgussbeutel.

Daneben gibt es zahlreiche individuelle Rezepturen. Wir empfehlen, sich zu Teemischungen von fachkundigen Therapeuten oder in der Apotheke beraten zu lassen.

Bei den Beschwerden einer Reizblase etwa kann folgende Mischung hilfreich sein:

Tee bei Reizblase

40,0 g Goldrutenkraut
20,0 g Melissenblätter
20,0 g Löwenzahnwurzel und -kraut
10,0 g Baldrianwurzel
10,0 g Johanniskraut

1 flachen TL Teemischung mit 1 Tasse kochendem Wasser (ca. 150 ml) übergießen und bedeckt 5–10 Minuten ziehen lassen, abseihen. Mehrmals täglich eine Tasse trinken.

Das Besondere an diesem Tee ist die Mischung aus „Blasenpflanzen“ (Goldrute, Löwenzahn) und „Nervenpflanzen“ wie Baldrian, Melisse und Johanniskraut.

Bitte beachten Sie: Johanniskraut kann über seine Verstoffwechselung in der Leber Wechselwirkungen mit verschiedenen Medikamenten auslösen. Beschrieben sind sowohl eine Verstärkung als auch eine Minderung der Wirkung chemisch-synthetischer Arzneimittel. Betroffen sind zum Beispiel Psychopharmaka, Magenmittel, Blutgerinnungshemmer und orale Kontrazeptiva („Pille“). Wer hier sicher gehen möchte, sollte auf Johanniskraut im Tee verzichten und auch bei Einnahme anderer Medikamente grundsätzlich Rücksprache mit der Apotheke des Vertrauens halten. Als Alternative zum Johanniskraut bieten sich Hopfenzapfen und Lavendelblüten zu gleichen Teilen (je 5 g) an.

Für Kinder kann die Teemischung angepasst werden: Kamille ersetzt den geruchsintensiven Baldrian als beruhigendes Element, Fenchel wird zur Geschmacksverbesserung, aber auch zur Entkrampfung des Bauches, zugegeben.

Tee bei Reizblase von Kindern
30,0 g Goldrutenkraut
20,0 g Melissenblätter
20,0 g Löwenzahnwurzel und -kraut
10,0 g Kamillenblüten
10,0 g Johanniskraut
10,0 g Fenchelfrüchte

1 flachen TL Teemischung mit 1 Tasse kochendem Wasser (ca. 150 ml) übergießen und bedeckt 5–10 Minuten ziehen lassen, abseihen. Täglich eine Tasse trinken.

Fertigarzneimittel und Nahrungsergänzungsmittel

Sie haben in den bisherigen Abschnitten des Kapitels Heilpflanzen schon einige **Fertigarzneimittel** kennengelernt. Diese haben den Vorteil, dass die gleichbleibende Qualität und Konzentration der Wirkstoffe sichergestellt sind. Haben diese Arzneimittel eine Zulassung mit einer klinischen Indikation (in der Packungsbeilage „zur Besserung der Beschwerden bei…"), basieren sie auch auf wissenschaftlichem Erkenntnismaterial zu Wirksamkeit, Wechsel- und Nebenwirkungen. Außerdem sind sie leichter handhabbar als Teemischungen. Häufig handelt es sich um Extrakte, also gezielte Herauslösungen der gewünschten Wirkstoffe aus den Ausgangspflanzen. Aufgrund der höheren Wirkstoffgehalte sind sie mitunter allerdings auch schlechter verträglich.

Von den Arzneimitteln sind die **Nahrungsergänzungsmittel** (NEM) abzugrenzen. Dabei handelt es sich rechtlich um Lebensmittel, die in arzneimittelähnlichen Darreichungsformen (Pulver, Kapseln, Pastillen, Tabletten) die allgemeine Ernährung ergänzen. Vitamine und Mineralstoffe werden häufig als NEM angeboten. Von der Dosierung her dürfen sie in Deutschland keinen therapeutischen Nutzen wie ein Arzneimittel erfüllen, was in der Regel bei bestimmungsgemäßem Verzehr vor einer Überdosierung schützt. In anderen Ländern (z. B. USA) ist dies allerdings nicht so, daher Vorsicht und Beratung bei Käufen über das Internet!

Auch sekundäre Pflanzenstoffe wie Anthozyane oder Flavonoide, die bei einer Blasenentzündung ja durchaus hilfreich sein können, können als sogenannte Vitaminoide in Nahrungsergänzungsmitteln enthalten sein. Diverse derartige traditionelle naturheilkundliche Kombinationsmittel sind in der Vergangenheit zu NEM „umgewidmet“ worden. Daher finden Sie im folgenden sowohl Fertigarzneimittel als auch bewährte Nahrungsergänzungsmittel anhand der maßgeblichen Wirkstoffe zusammengestellt.

Hinweis: Anwendungsgebiete, Gegenanzeigen, Nebenwirkungen sowie die Dosierung/Verzehrempfehlung sind der jeweiligen Packungsbeilage zu entnehmen. Im Zweifelsfall lassen Sie sich von sachkundigen Therapeuten oder in der Apotheke beraten!

Zubereitungen mit Bärentraubenblättern

Bärentraubenblätter (*Uvae ursi folium*) sind, wie schon weiter oben beschrieben, reich an Gerbstoffen und der chemischen Verbindung Arbutin. Dessen Stoffwechselprodukt Hydrochinon wirkt bakteriostatisch, also keimmindernd, besonders bei Keimen der Familie *E. coli* (s. Abschnitt „Bärentraubenblättertee zur Keimhemmung“, Seite 74). Auch wird die Anhaftfähigkeit der Bakterien an der Blasenwand vermindert. Die aktuelle urologische S3-Leitlinie empfiehlt

Bärentraubenblätter ausdrücklich als Maßnahme gegen Harnwegsinfekte.
Präparate mit Bärentraubenblätterextrakten haben aufgrund ihres Arbutin-Gehaltes in der Regel Anwendungsbeschränkungen.

Achtung! Einnahmedauer maximal eine Woche und nicht mehr als 5-mal pro Jahr. Während Schwangerschaft und Stillzeit dürfen Bärentraubenblätterextrakte nicht eingenommen werden. Dies gilt auch für Kinder unter 12 Jahren.

Folgende Arzneimittel mit Bärentraubenblätterextrakten sind bei entzündlichen Erkrankungen der ableitenden Harnwege zugelassen:

- Cystinol akut® Dragees
- Arctuvan Bärentrauben® Filmtabletten
- Uvalysat® Flüssigkeit
- Cystinol N® Lösung (Kombinationsarzneimittel von Bärentraubenblättern und echter Goldrute)

Zubereitungen mit Birkenblättern

Birkenblätter haben besonders harntreibende Eigenschaften.

- Das traditionelle pflanzliche Arzneimittel Biofax classic® Kapseln enthält Trockenextrakte aus Birkenblättern, Hauhechelwurzel und Gartenbohnenhülsen und hat als Anwendungsgebiet die Unterstützung der Ausscheidungsfunktion der Niere, ausschließlich aufgrund langjähriger Anwendung.
- Das Nahrungsergänzungsmittel Nephroselect® Liquidum enthält einen Pflanzenextrakt aus Kapuzinerkressenkraut, Goldrutenkraut, Birkenblättern, Ackerschachtelhalmkraut und Liebstöckelwurzel.

Zubereitungen mit Brennnesselblättern

Brennnesselblätter enthalten sekundäre Pflanzenstoffe wie Carotinoide und Flavonoide, Kaffeesäureverbindungen, Kieselsäure und viel Kalium. Sie haben eine harntreibende und eine milde entzündungshemmende Wirkung.

- Das pflanzliche Arzneimittel Natulind 600 Tabletten mit einem Trockenextrakt aus Brennnesselblättern hat als Indikationsgebiete zum einen Muskel- und Gelenkschmerzen sowie die unterstützende Behandlung von rheumatischen Beschwerden, zum anderen die Durchspülung der Harnwege bei entzündlichen Erkrankungen der ableitenden Harnwege und zur Vorbeugung von Nierengrieß.

Zubereitungen mit Cranberries

Eine mittlerweile weit verbreitete Selbsthilfemaßnahme bei Blasenbeschwerden ist das Trinken von Cranberrysaft. Das ist auch wissenschaftlich begründbar, denn schon die tägliche Einnahme von täglich 50–300 ml Cranberrysaft kann die Anzahl von Bakterien im Urin verringern. In Studien mit Cranberryextrakten konnte gezeigt werden, dass sich damit das Risiko von wiederkehrenden Blaseninfekten vermindert. Gerade Frauen mit unkomplizierter wiederkehrender Blasenentzündung scheinen davon zu profitieren.

Verantwortlich für die keimwidrigen Eigenschaften sind rote Farbstoffe aus der Gruppe der Anthocyane. Sie verhindern ein Anhaften der krankmachenden Bakterien an Zellen der Schleimhaut von Blase und Harnwegen. So können sie sich nicht vermehren und werden beschleunigt über den Urin wieder ausgeschwemmt, denn die Inhaltsstoffe von Cranberries haben auch eine harntreibende Wirkung. Diese kann mitunter auch schon nach einer Handvoll Trockenfrüchte eintreten. Auch Preiselbeeren enthalten diese Stoffe und besitzen daher eine ähnliche Wirkungsweise. Es gibt zahlreiche Nahrungsergänzungsmittel mit Cranberrymuttersaft, -konzentrat oder Extrakten als Monopräparat oder in Kombination mit Vitaminen, Mineralstoffen und/oder Probiotika. Lassen Sie sich von einem sachkundigen Therapeuten oder in der Apotheke zum passenden Mittel beraten.

Zubereitungen mit Echter Goldrute

Das echte Goldrutenkraut enthält sekundäre Pflanzenfarbstoffe (Flavonoide), ätherische Öle, Kaffeesäureverbindungen und Seifenstoffe (Virgaurea-Saponine). Dadurch wirkt es vor allem durchspülend, aber auch entzündungshemmend und krampflösend.

In etwa einem Viertel der Fälle kommt es bei Betroffenen zu wiederkehrenden Harnwegsinfekten. Dann sind Extrakte aus Goldrute zur Vorbeugung bewährt.

Folgende Arzneimittel mit echter Goldrute sind zugelassen bei entzündlichen Erkrankungen der ableitenden Harnwege sowie bei Harnsteinen und Nierengries:

- Cystinol long® Dragees
- Cystofink mono® Kapseln
- Nieral 100® Tabletten/Tropfen
- Solidacur 600® Filmtabletten
- Solidagoren mono® Kapseln
- Urol flux® Brausetabletten

Erwähnenswert sind außerdem folgenden Arzneimittel:

- Solidagoren Liquid® mit Goldrutenkraut, Gänsefingerkraut und Schachtelhalmkraut wirkt stark durchspülend, daneben antientzündlich und entkrampfend.
- Aqualibra® Filmtabletten mit Hauhechelwurzel, Orthosiphonblättern und Goldrutenkraut
- Cystinol N® Lösung mit Bärentraubenblättern und echtem Goldrutenkraut. Naturheilkundlich ist das Präparat auch bei Reizblase grundsätzlich geeignet. Aufgrund des Inhaltsstoffes Bärentraubenblätter gilt eine zeitliche Beschränkung der Anwendung auf maximal 1 Woche und 5-mal pro Jahr.

Zubereitungen mit Hagebutten

Hagebuttenfrüchte sind reich an Vitamin C sowie den fettlöslichen Vitaminen A, E und K, sie enthalten Eisen, Magnesium, Gerbstoffe und ätherische Öle. Eine milde schmerzlindernde und entzündungshemmende Wirkung bei Arthrosebeschwerden konnte in Studien belegt werden. Diese ist auch bei Beschwerden im Harntrakt anzunehmen.

In einer Studie konnte gezeigt werden, dass die vorbeugende Einnahme von zweimal täglich 500 mg Hagebuttenpulver nach dem Eingriff die Häufigkeit einer Blasenentzündung nach einem Kaiserschnitt deutlich reduzierte. Es gibt Praxishinweise, dass Hagebuttenpulver bei Pilzbelastungen unterstützend hilfreich sein kann.

Es gibt zahlreiche Nahrungsergänzungsmittel mit Hagebuttenpulver, lassen Sie sich von einem sachkundigen Therapeuten oder in der Apotheke dazu beraten.

Zubereitungen mit Kapuzinerkresse

Heilpflanzen, die schwefelhaltige Verbindungen enthalten, wirken hemmend auf das Wachstum von Bakterien, Viren und Pilzen. Zu diesen Pflanzen zählen z. B. schwarzer und weißer Senf, Kapuzinerkresse, Gartenkresse, Meerrettich, Brunnenkresse, Löffelkraut, Gartenrettich und Radieschen.

Kapuzinerkresse enthält, wie auch der Meerrettich, Senföle, die sie zu wirksamen Heilmitteln gegen Infekte, vor allem gegen Infekte der Atemwege, machen. Die Senföle werden über den Harn ausgeschieden, so dass sich ihr Einsatz auch bei Blasenentzündungen eignet.

Vorsicht! Senfölhaltige Arzneien sollten aufgrund einer möglichen Schleimhauthautreizung nicht länger als 4 Wochen angewandt werden. Außerdem sollte während der Einnahme auf Alkohol verzichtet werden, da ein Stoffwechselprodukt des Senföls den Alkoholabbau in der Leber behindern kann.

- Das Arzneimittel Angocin® Anti-Infekt N (Filmtabletten) enthält als wirksamkeitsbestimmende Bestandteile Kapuzinerkresse und Meerrettichwurzel. Es gehört zur Gruppe der pflanzlichen Arzneimittel zur Infektabwehr und hat folgende Anwendungsgebiete: Infektionen der Harnwege; entzündliche Erkrankungen der Gaumenmandeln, der Nase und der Nasennebenhöhlen, katarrhalische Erkrankungen der Atemwege; grippale Infekte.
- Das Nahrungsergänzungsmittel Cynobal® Kapseln enthält Kapuzinerkressenkraut, Vitamin C und Zink (als Zink-bis-glycinat 20 %ig).

– Das Nahrungsergänzungsmittel Nephroselect® Liquidum enthält einen Pflanzenextrakt aus Kapuzinerkressenkraut, Goldrutenkraut, Birkenblättern, Ackerschachtelhalmkraut und Liebstöckelwurzel.

Zubereitungen mit Liebstöckelwurzel

Liebstöckel wurde unter den Küchenkräutern schon als harntreibende Pflanze vorgestellt.
Das traditionelle pflanzliche Arzneimittel Canephron uno® Tabletten enthält Rosmarinblätter, Tausendgüldenkraut und Liebstöckelwurzel. Es ist zugelassen zur unterstützenden Behandlung und zur Ergänzung spezifischer Maßnahmen bei leichten Beschwerden im Rahmen entzündlicher Erkrankungen der Harnwege (wie häufigem Wasserlassen, Brennen beim Wasserlassen und verstärktem Harndrang). Neben einer schmerzlindernden, krampflösenden, und durchspülenden Wirkung ist die Entzündungshemmung bemerkenswert – nachgewiesen im Rahmen einer wissenschaftlichen Studie als Nichtunterlegenheit gegenüber einem Antibiotikum.

Zubereitungen mit Orthosiphonblättern

Orthosiphon, aufgrund der geschwungenen Blätter auch Katzenbart genannt, ist eine Heilpflanze aus den tropischen Regionen Asiens. Andere Bezeichnungen sind Javatee oder Indischer Nierentee. Die Blätter enthalten ätherische Öle (Verbindungen von Kaffeesäure und Rosmarinsäure) und Flavonoide. Orthosiphonblätter (*Orthosiphonis folium*) wirken dadurch harntreibend und krampflösend.

- Das traditionelle pflanzliche Arzneimittel Ardeynephron® Kapseln mit Orthosiphontrockenextrakt hat als Anwendungsgebiet die Durchspülungstherapie unterstützend bei leichten Beschwerden im Bereich der ableitenden Harnwege ausschließlich auf Grund langjähriger Anwendung.
- Das pflanzliche Arzneimittel Aqualibra® Filmtabletten mit Trockenextrakten aus Hauhechelwurzel, Orthosiphonblättern und Goldrutenkraut hat als Anwendungsgebiet die Durchspülung bei bakteriellen und entzündlichen Erkrankungen der ableitenden Harnwege sowie zur Vorbeugung und Behandlung bei Harnsteinen und Nierengrieß.

Homöopathie und Schüßler-Salze

Biochemie nach Schüßler

Als Einstieg in die homöopathische Therapierichtung eignen sich die sogenannten Schüßler-Salze gut, da sie wenig Vorkenntnisse benötigen und die Arzneifindung ebenso wie die Anwendung sehr einfach sind.

Der Oldenburger Arzt Dr. Wilhelm Heinrich Schüßler (1821–1898) entwickelte die „biochemische Behandlung" mit Mineralsalzen. Schüßler war der Auffassung, dass Krankheit auf einem Mangel oder einer Fehlverteilung sogenannter „Lebenssalze", d. h. körpereigener, anorganischer Salze beruht, deren Vorhandensein und Gehalt für die Funktionstüchtigkeit der menschlichen Zellen erforderlich sind.

Die Verabreichung der entsprechenden Mineralsalze soll den gestörten Mineralstoffwechsel des betreffenden Mineralsalzes regulieren.

Im Vordergrund der Schüßlerschen Arzneimittel stehen 12 im Blut und in den Geweben befindliche Mineralsalze (Funktionsmittel) und 12 Ergänzungsmittel, die erst nach Schüßlers Tod in die biochemische Therapie eingeführt wurden.

Die Schüßler-Salze werden in homöopathischer Potenzierung zumeist in D6 oder D12 verabreicht, gebräuchlich ist die Tablettenform. Für Patienten mit Glutenintoleranz gibt es Schüßler-Salze als Tabletten mit Kartoffelstärke als Hilfsstoff statt Weizenstärke, Patienten mit einer Laktoseintoleranz können auf Globuli ausweichen (5 Globuli = 1 Tablette).

Die Dosierungsempfehlungen in der Literatur sind extrem unterschiedlich. Als Faustregel bei akuten Beschwerden kann die stündliche Einnahme einer Tablette (entsprechend 5 Globuli) gelten, bis eine Besserung einsetzt. Lassen sich die Beschwerden nicht einem Schüßler-Salz alleine zuordnen, kann man auch zwei Mittel im halbstündlichen Wechsel einnehmen.

Die „heiße Sieben"

Eine bewährte Ausnahme von dieser Regeldosierung ist die „heiße Sieben": Man löst vom Schüßler-Salz Nr. 7 (Magnesium phosphoricum D 6) 7 (bis 10) Tabletten in 1 großen Tasse heißem Wasser auf und trinkt die Lösung heiß und schluckweise.

Die „heiße Sieben" ist hilfreich als Notfallmittel bei Schmerzen, speziell krampfartigen Schmerzen. Das Schüßler-Salz Nr. 7 ist mittlerweile auch als Pulver in abgepackten Einzeldosen (Sachet) verfügbar.

Schüßler-Salze bei Harnwegsentzündungen

Die Wahl des Schüßler-Salzes bei Harnwegsinfekten richtet sich nach dem Krankheitsstadium (Beginn, akute Entzündung, Rekonvaleszenz) und der Beschaffenheit des Urins:

Beginn der Beschwerden:	Ferrum phosphoricum D6 (Nr. 3)
Akute Infektion	
- Urin hell/weiß:	Kalium chloratum D6 (Nr. 4)
- Urin schleimig/ gelb/grün:	Kalium sulfuricum D6 (Nr. 6)
- Urin scharf/rot:	Arsenum jodatum D12 (Nr. 24)
Rekonvaleszenz	
- Zittrige (muskuläre) Schwäche:	Silicea D12 (Nr. 11)
- Kreislaufschwäche:	Ferrum phosphoricum D6 (Nr. 3)
Beschwerden nach Antibiotikatherapie	
- Nächtliche Schweiße:	Calcium sulfuricum D12 (Nr.12)
- Durchfälle:	Natrium sulfuricum D12 (Nr.10)
- Verstopfung:	Silicea D12 (Nr.11)

Bewährte Indikationen aus der Homöopathie

Die Homöopathie ist eine Arzneimitteltherapie, die besonders auf die individuelle Symptomatik eingeht. Dabei spielt die Frage, unter welchen Umständen und zu welcher Tageszeit Beschwerden auftreten oder sich verschlechtern, eine große Rolle (sogenannte Modalitäten).

In der Homöopathie werden – anders als in der konventionellen Medizin – die Arzneimittel nach dem Prinzip der Ähnlichkeit verordnet. Vereinfacht gesagt, gibt man jeweils ein hoch verdünntes Mittel, das, von gesunden Menschen eingenommen, bei diesen genau die Symptome verursacht hat (Arzneimittelprüfung am Gesunden), die der Patient zeigt. Dieses Prinzip nannte Samuel Hahnemann, der Begründer der Homöopathie, *Similia similibus curentur*, Ähnliches soll mit Ähnlichem behandelt und geheilt werden.

Neben der „normalen" klinischen Diagnose Harnwegsinfekt wird also in der Homöopathie noch eine weitere Diagnose gestellt, die Arzneimitteldiagnose, und damit das Leiden des Patienten für andere Therapeuten nachvollziehbar benannt.

Sprechen wir dann bei einer Blasenentzündung von einer Dulcamara-Krankheit, weiß der homöopathisch informierte Therapeut: Es handelt sich um einen Harnwegsinfekt durch Schwimmbadbesuch, sitzen auf kaltem Grund oder nach einer Erkältung (Auslöser) mit schneidenden Bauchschmerzen (Empfindung und Ort), ständigem Harndrang, besonders nachts, einem eher weißlichen Urin mit Schleimbeimengungen, die sich beim Stehenlassen des Urins absetzen, einer Besserung der Beschwerden durch Wasserlassen sowie feuchte Wärme (Modalitäten) und bei wiederkehrenden Blasenentzündungen, dass sie im Wechsel mit anderen Gesundheitsstörungen (Atemwegserkrankungen, Gliederschmerzen, oder Hautausschlägen) auftreten.
Sie sehen, homöopathische Arzneimittel bergen eine Fülle von Informationen aus ihren jeweiligen Prüfungen (Arzneimittelbild). Für die Behandlung von akuten Krankheiten sind dabei die Auslöser von besonderer Bedeutung, da sie die Anzahl infrage kommender Arzneien schnell eingrenzen. Man spricht in diesem Zusammenhang auch von **„bewährten Indikationen“**, wenn das jeweilige Mittel der Krankheitssymptomatik besonders gut entspricht und sich in der

Praxis bewährt hat. Konkret würde dann bei einer „Honeymoon-Zystitis“, also einer Blasenreizung nach Geschlechtsverkehr, homöopathisch Staphisagria eher passen als Dulcamara (obwohl Dulcamara das häufiger bei Harnwegsinfekten angewandte Mittel ist), da der Bezug von Staphisagria zu Verletzungen/Schleimhautirritationen größer ist.

Die in diesem Ratgeber aufgeführten Arzneimittel decken die häufigsten Auslöser akuter Harnwegsinfekte ab. Ist ein Auslöser nicht eindeutig erkennbar, orientiert man sich anhand der anschließenden kurzen Arzneimittelbilder an dem Symptom, das besonders eindrücklich ist, etwa bei Dulcamara die Abfolge von Krankheiten in verschiedenen Körperbereichen, bei Staphisagria der Empfindung von Brennen mit Jucken. Pulsatilla kann dann angezeigt sein bei einer Kälteempfindlichkeit und der gleichzeitigen Besserung durch frische Luft, bei Cantharis sind es der als heiß wie Feuer empfundene Urin oder die Verschlimmerung durch Kaffeetrinken.

Neben diesen Einzelmitteln gibt es homöopathische Fertigarzneimittel in Form von Mischungen mehrerer Einzelstoffe (Kombinationsmittel). Derartige fixe Kombinationen homöopathischer

Einzelmittel („Komplexmittel") gehen nicht so stark auf die jeweilige individuelle Symptomatik ein, sondern decken ein breiteres Beschwerdespektrum einer klinischen Diagnose ab. Damit sind sie gut für die Selbsthilfe geeignet, speziell, wenn man sich bei der Mittelwahl unsicher ist. Komplexmittel sind weiterhin bei wiederkehrenden Harnwegsinfekten zur Unterstützung der konventionellen Therapie sowie im Rahmen einer naturheilkundlichen Therapie bewährt, wenn keine klassisch-homöopathische Einzelmitteltherapie möglich ist.

Notfallmittel bei Krampfschmerzen im Harntrakt

Das Kombinationsarzneimittel Spascupreel® (Heel) mit den Inhaltsstoffen Aconitum napellus, Agaricus, Ammonium bromatum, Atropinum sulfuricum, Citrullus colocynthis, Cuprum sulfuricum, Gelsemium sempervirens, Magnesium phosphoricum, Matricaria recutita, Passiflora incarnata und Veratrum album hat als Indikation die Besserung krampfartiger Beschwerden der Verdauungsorgane. Die Empfehlung für Krampfschmerzen im Harntrakt, auch zusätzlich zur konventionellen Therapie bei Nierensteinkoliken, ist streng genommen ein sogenannter „off-label-use", also die Anwendung bei einer anderen als der Zulassungs-Indikation. Diese ist durch die Arzneimittelbilder der Inhaltsstoffe gedeckt und in der homöopathischen Praxis langzeitig bewährt. Einnahme nach Packungsbeilage.

Fixe Kombinationen (sog. Kompositionen) werden auch in der anthroposophisch erweiterten Medizin angewandt. Wir haben an dieser Stelle abgesehen von dem „Notfallmittel" bei krampfartigen Schmerzen im Kasten auf konkrete Empfehlungen verzichtet, da es so viele in Frage kommende Arzneimittel gibt, dass sie den Umfang dieses Ratgebers sprengen würden. Lassen Sie sich dazu in der Apotheke oder von fachkundigen TherapeutInnen beraten.

Hinweise zur Anwendung homöopathischer Einzelmittel

Das passende Mittel wird so lange eingenommen, bis sich die Beschwerden verändern. Gut orientieren kann man sich an der Empfehlung der Kommission D beim BfArM (Bundesinstitut für Arzneimittel und Medizinprodukte).

Dosierungsempfehlung der Kommission D
Bei akuten Zuständen alle halbe bis ganze Stunde, höchstens 6-mal täglich, je 5 Tropfen oder 1 Tablette oder 5 Streukügelchen oder 1 Messerspitze Verreibung einnehmen.

Eine über eine Woche hinausgehende Anwendung sollte nur nach Rücksprache mit einem homöopathisch erfahrenen Therapeuten erfolgen.

Alternativ kann man bei akuten Beschwerden eine Dosis des homöopathischen Arzneimittels in einem Glas Wasser auflösen („verkleppern") und alle 15–30 Minuten 1 Schluck/ 1 TL der Lösung einnehmen, bis sich eine Reaktion des Körpers zeigt. Bei Harnwegsinfekten ist das häufig eine Harnflut, dann wird mit der Einnahme so lange pausiert, bis diese Reaktion abgeklungen ist. Danach entscheidet man, ob noch eine erneute Einnahme notwendig ist.
Die Verklepperungsmethode ist besonders sinnvoll, wenn das Arzneimittel nur in sehr hohen Potenzstufen in der Apotheke verfügbar ist. Denn nicht immer sind die bewährten Potenzen, die Sie bei den folgenden Arzneimittelbeschreibungen finden, auch verfügbar. Dies gilt auch für die Potenzstufe C12, die vom DZVhÄ für die Selbsthilfe empfohlen wird. Die Anschaffung einer homöopathischen Haus- und Reiseapotheke ist daher grundsätzlich sinnvoll.

Auslöser und ihre homöopathischen Mittel

Bei der Wahl des homöopathischen Einzelmittels stehen wie beschrieben die auslösenden Ursachen im Vordergrund. Sie finden in der folgenden Übersicht die häufigsten Auslöser für Harnwegsinfekte und dazu jeweils einen homöopathischen Arzneistoff, der sich dabei in besonderer Weise in der Praxis bewährt hat.
Bei den sich anschließenden Mittelbeschreibungen sind dann zu jedem Arzneistoff die weiteren Auslöser, Symptome und Modalitäten aufgeführt, bei denen das Arzneimittel grundsätzlich angewandt werden kann. Das schon bei den Schüßler-Salzen erwähnte Schüßler-Salz Nr. 7, Magnesium phosphoricum, wird auch in der Einzelmittelhomöopathie verwendet und daher im Folgenden mit besprochen.

Achtung! Wenn Sie bei Ihren Beschwerden deutlich die Symptome von Apis, Cantharis, Acidum nitricum oder Petroselinum erkennen, versichern Sie sich bei einem sachkundigen Therapeuten, dass noch eine Selbsthilfe möglich ist!

Auslöser Kälte	
Kalte Luft	Causticum
Kalte Füße	Pulsatilla
Kalt baden/sitzen	Dulcamara
Unterkühlung des Körpers	Cantharis

Auslöser Nässe	
Nasse Füße	Rhus toxicodendron
Sitzen auf nassem Grund	Pulsatilla

Auslöser medizinische Maßnahmen	
Gynäkologische Untersuchung	Staphisagria
Urinkatheter	Staphisagria
Harnröhrenreizung	Staphisagria
Arzneitherapie	Magnesium phosphoricum
Komplikationen (Fieber)	Petroselinum

Auslöser belastende Situationen	
Schlafmangel	Hyoscyamus
Stress	Nux vomica
PTBS (posttraumatische Belastungsstörung)	Aristolochia
Ungewohnte körperliche/ geistige Anstrengungen	Rhus toxicodendron
Geschlechtsverkehr („Honeymoon-Zystitis")	Staphisagria
Wochenbett	Apis

Auslöser andere Gesundheitsstörungen	
Kopfschmerzen	Rhus toxicodendron
Halsschmerzen	Cantharis
Bauchbeschwerden, verdorbener Magen	Berberis
Kaffeemissbrauch	Cantharis
Durchfall	Acidum nitricum
Verstopfung	Nux vomica
Parasiten (Würmer, Pilze)	Ichthyolum
Steinleiden	Berberis
Prostatavergrößerung	Populus
Rheumatische Beschwerden	Acidum benzoicum

In den folgenden kurzen Arzneimittelbildern finden Sie spezielle Symptome und Beschwerden einer Harnwegsinfektion. Sie können sich, wie schon erwähnt, an dem Symptom orientieren, das besonders eindrücklich ist, bei dem Sie also Ihre individuellen Beschwerden am ehesten erkennen.

Kurze Arzneimittelbilder

Acidum benzoicum D6	
Auslöser	rheumatische Beschwerden, Überanstrengung, Erkältung
Symptome	- dunkler, scharf riechender Urin (Pferdeurin) - Harntröpfeln - Prostatavergrößerung - Magnesium-Ammonium-Phosphat-Steine - Ameisenlaufen am After - wandernde Schmerzen (Muskeln, Gelenke) mit Schwäche und Schweißen - Bursitis (Schleimbeutelentzündung) - rheumatische Beschwerden bei Asthma
Modalitäten	- Besserung: Absonderungen, Einhüllen, Berührung, Bewegung, Reiben (Hautjucken), Essen - Verschlimmerung: Kälte, Nässe, Entblößen, Ruhe

Acidum nitricum D12	
Auslöser	Infektionen, Durchfall, Harnsteinleiden
Symptome	- heftiger Schmerz mit Schauder an der Wirbelsäule beim Wasserlassen - Fluchen vor Schmerz - schneidender Schmerz im Bauch - heißer, brennender Schmerz in der Harnröhre, aber der Urin wird als kalt empfunden

Acidum nitricum D12	
	- dünne, übelriechende, wundmachende Absonderungen - fast reines Blut beim Wasserlassen - Splitterschmerz an Haut-/Schleimhaut-Grenzen - Calcium-Oxalat-Steine
Modalitäten	- Besserung: trockene Wärme - Verschlimmerung: Wetterwechsel (nass-kalt)

Apis mellifica D6	
Auslöser	Erkältung, Durchfall, OP, Wochenbett
Symptome	- anhaltendes Brennen der Harnröhre, Gefühl wie verbrüht - ständiger Harndrang - stark gelb gefärbter, spärlicher Urin - Brennen und Stechen am Ende des Wasserlassens - Harnverhalt bei Stillkindern - durstlos - Harnflut als Zeichen der Besserung - Gefühl, der After stehe offen
Modalitäten	- Besserung: abdecken, frische Luft, kalt baden - Verschlimmerung: Wärme in jeder Form, nachmittags, Berührung

Aristolochia clematitis D12	
Auslöser	Klimakterium, PTBS (posttraumatische Belastungsstörung), Kälte
Symptome	- depressiv, will allein sein - Prämenstruelles Syndrom - frieren, frösteln - Dysurie (erschwerte Blasenentleerung) - Nykturie (nächtlicher Harndrang) - Harninkontinenz bei älteren Frauen - Proteinurie (Eiweiß im Urin) - reichlicher Ausfluss - Krampfaderleiden - Frostbeulen
Modalitäten	- Besserung: Absonderungen, lokale Wärme - Verschlimmerung: Kälte, nachts (2–4 Uhr), vor Menses

Berberis vulgaris D6	
Auslöser	Erkältung, Leber-/Nierenschwäche nach OP, verdorbener Magen (verdorbener Fisch), Harnsteinleiden
Symptome	- Schwäche, Zerschlagenheitsgefühl - Blasenschmerzen stechend, brennend, schneidend, ausstrahlend bis zu den Knien, nach dem Wasserlassen anhaltend - Gefühl von Gluckern, Blubbern - Hautverfärbung nach Ausschlag - Urinfarbe/Sediment wechselnd

Berberis vulgaris D6	
	- Urin dunkel, schmutzig-gelb - tonartiges Sediment, auch rosa gefärbt - Nieren- und Gallensteine - Harnsäuresteine
Modalitäten	- Besserung: Absonderungen - Verschlimmerung: Bewegung, Erschütterung, vor und nach Wasserlassen

Cantharis (Lytta vesicatoria) D6	
Auslöser	Unterkühlung, Halsschmerzen, Kaffeemissbrauch, Schwangerschaft
Symptome	- Schmerz schneidend, brennend - Urin tropfenweise, blutig, heiß wie Feuer, wie Säure - Sediment gallertig, Fetzen
Modalitäten	- Besserung: (lokale) Wärme - Verschlimmerung: Berührung, Bewegung, kaltes Wasser, Kaffee

Causticum Hahnemanni D6	
Auslöser	kalte Luft, Heimweh, Sehen von Grausamkeiten
Symptome	- sehr hilfsbereit, aber auch rebellisch - drückender Schmerz in der Blase - brennender Schmerz in der Harnröhre während Wasserlassen - kann nur im Stehen urinieren - Urinabgang langsam mit Unterbrechungen

Causticum Hahnemanni D6	
	- Harninkontinenz beim Husten - Verstopfung und Darmkrämpfe bei Blasenentzündung - Wundheilungsstörungen - Warzen
Modalitäten	- Besserung: feuchtes Wetter, (Bett-) Wärme - Verschlimmerung: Kälte, Zugluft, nachts, Denken an die Beschwerden, Alkohol

Solanum Dulcamara D6	
Auslöser	Nässe, Übergangszeit, Schwimmen, sitzen auf kaltem Grund, kalte Getränke
Symptome	- schneidende Bauchschmerzen beim Wasserlassen - ständiger Harndrang (nachts) - trüber, weißer Urin - Urinsediment dick, schleimig - abwechselnde Beschwerden
Modalitäten	- Besserung: (feuchte) Wärme, Absonderungen, Bewegung - Verschlimmerung: Kälte, Nässe

Hyoscyamus niger D6	
Auslöser	Schlafmangel, Schmerzmittel (Opiate)
Symptome	- spärlicher Urin - fehlender Harndrang oder häufiger Harndrang (bei Aufregung)

Hyoscyamus niger D6	
	- Urin reichlich wasserhell oder trübe mit schleimig-eitrigem Satz - Harnabgang bei Geräusch von fließendem Wasser
Modalitäten	- Besserung: Bücken - Verschlimmerung: Winter, nachts, Hinlegen, während Menses, Musik, Aufregung

Ichthyolum D6	
Auslöser	Parasiten (Würmer, Pilze), Infektionskrankheit, Alkoholvergiftung
Symptome	- Völlegefühl im Unterbauch - häufiger Harndrang, viel Urin - Prostatavergrößerung - brennender Schmerz in der Harnröhrenmündung - Konzentrationsmangel - Morgendlicher Durchfall - Darmparasitose (Pilze, Würmer) - Lähmigkeit rechtsseitig (Schulter und Bein) - Urtikaria, Furunkel, Akne (Kinn), juckende, schuppende Ekzeme mit Hitzegefühl
Modalitäten	- Besserung: Druck - Verschlimmerung: Kratzen

Magnesium phosphoricum D6	
Auslöser	Überarbeitung (Stress), Erkältung, kalte Füße, Gartenarbeit in feucht-kalter Erde, Harnsteinabgang, Urinkatheter, Antibiotika, Schmerzmittel (ASS, NSAR)
Symptome	- Schmerzen krampfartig, scharf stechend, einschießend - plötzlich kommend und gehend - dauernder Harndrang - unwillkürliches Wasserlassen oder Harnverhalt - Schleimabsonderung aus der Harnröhre
Modalitäten	- Besserung: Krümmen, (feuchte) Wärme - Verschlimmerung: Kälte, Bewegung, Berührung

Nux vomica D6	
Auslöser	Stress (Ärger, Überarbeitung), Genussmittel, Erkältung
Symptome	- Beschwerden „aus heiterem Himmel", „Absturz" - brennender, reißender Schmerz während Wasserlassen - Jucken in der Harnröhre während Urinieren - vergeblicher Harndrang, Urinabgang tropfenweise - blasser Urin, am Ende unter Schmerzen dicke, weißliche Beimengungen

Nux vomica D6	
	- unwillkürlicher Harnabgang bei Anstrengung - Erwachen 3 Uhr - Stockschnupfen - vergeblicher Stuhldrang - nächtlicher Rückenschmerz
Modalitäten	- Besserung: abends, kurzer Schlaf - Verschlimmerung: morgens, Kälte, Nässe

Petroselinum D6	
Auslöser	ärztliche Maßnahmen (Blasenspiegelung, Urinkatheter)
Symptome	- plötzlicher Harndrang - springt vor Schmerzen auf und ab - Schauder vor Schmerz während Wasserlassen - Brennen und Jucken vom Damm in die ganze Harnröhre - Beißen und Jucken am inneren Ende der Harnröhre - juckende Hämorrhoiden - Harninkontinenz bei Prostatavergrößerung oder nach Gebärmutter-Operation - Fieber nach ärztlichen Maßnahmen im Urogenitalbereich
Modalitäten	- Besserung: Bewegung, Reiben - Verschlimmerung: abends, im Bett

Populus tremuloides D6	
Auslöser	Erkältung, OP, Urinkatheter, Prostatavergrößerung, Schwangerschaft
Symptome	- reichlicher Urin, heiß und brennend - eitrig-schleimiger Urin - sengendes Gefühl hinter der Symphyse (Schambeinfuge) bei den letzten Urintropfen und danach - Magenübersäuerung, Blähsucht - Nachtschweiß
Modalitäten	- Verschlimmerung: nachts, im Schlaf, Autofahren

Pulsatilla D6	
Auslöser	(Hormon-) Umstellungen, kalte Füße, Sitzen auf nassem Grund
Symptome	- krampfende Schmerzen in der Blase vor und während Wasserlassen, erstreckt sich nach dem Urinieren zum Becken und in die Oberschenkel - dumpfe Stiche in der Blase - Brennen der Harnröhre, speziell der Harnröhrenöffnung, beim Urinieren und danach - Urin spärlich, rotbraun - weinerlich, tröstbar - kälteempfindlich - Fettunverträglichkeit - durstlos

Pulsatilla D6	
	- gelb-grüne Absonderungen
Modalitäten	- Besserung: frische Luft, Bewegung, Sitzen, Liegen auf der Seite, Trinken - Verschlimmerung: Liegen auf dem Rücken, vor/während Menses, kalte Getränke (Bier)

Rhus toxicodendron D6	
Auslöser	ungewohnte Anstrengungen (körperlich und/oder geistig), nasse Füße, Kopfschmerzen
Symptome	- ständiger Harndrang, Tag und Nacht - Stiche auf Seiten der Blase beim Urinieren - beißender Schmerz in der Harnröhre während und nach dem Wasserlassen - geteilter Harnstrahl - spärlicher Urin trotz viel Trinken - heißer weißlich-trüber Urin - Urin scharf, wundmachend
Modalitäten	- Besserung: langsame Bewegung, reiben, warme Anwendungen - Verschlimmerung: Dämmerung, feucht-nasses Wetter, nach Regen, Ruhe, Schwitzen, während Stuhlgang

Staphisagria D6	
Auslöser	Beleidigung, Verletzung, Geschlechtsverkehr, gynäkologische Untersuchung, Blasenspiegelung, Katheter
Symptome	- häufiger, schmerzhafter Harndrang - Gefühl, die Blase nicht richtig entleert zu haben - Gefühl, ein Urintropfen rollt durch die Harnröhre - sehr dünner Urinstrahl - Brennen in der Harnröhre während und nach Urinieren - Jucken Harnröhre - juckende Ausschläge Genitalregion - reizbar, launisch, wütend - (wiederkehrendes) Gerstenkorn
Modalitäten	- Besserung: Ruhe, im Freien, Krümmen - Verschlimmerung: nach Schlaf, durch Kälte, sexuellen Exzess, Reiten, nach Urinieren

Literatur und Quellen (Auswahl)

De Brito-Ashurst I, Varagunam M, Raferty MJ, Yaqoob M M: Bicarbonate supplementation slows progression of CKD and improves nutritional status. J Am Soc Nephrol. 2009; 20 (9): 2075–2084

BfArM: Birke / Orthosiphon / Goldrute. www.bfarm.de/SharedDocs/Downloads/DE/Arzneimittel/Pharmakovigilanz/Gremien/Apothekenpflicht/Sitzung2017/Anlage6.pdf?__blob=publicationFile [Stand: 20.3.2023]

DAZ: Antibakteriell gegen Blasenentzündung – ganz ohne Antibiotika. www.deutsche-apotheker-zeitung.de/news/anzeigen/2021/04/23/antibakteriell-gegen-blasenentzuendung-ganz-ohne-antibiotika [Stand: 2.3.2023]

Hüttemann D: Mannose als Altrernative zu Antibiotika? www.pharmazeutische-zeitung.de/mannose-als-alternative-zu-antibiotika-128059 [Stand: 20.3.2023]

Wiesenauer M: Naturheilkunde bei Blasenentzündung. www.naturundmedizin.de/naturheilkunde-bei-blasenentzuendung [Stand: 8.10.2022]

Der Autor

Dr. Michael Elies, Facharzt für Allgemeinmedizin, Naturheilverfahren, Akupunktur und Homöopathie, ist Mitglied des Vorstandes und beratender Arzt von Natur und Medizin. Er war von 1989–2019 Lehrbeauftragter für Geschichte und Entwicklung der Homöopathie an der Heinrich-Heine-Universität Düsseldorf und langjähriger Dozent der Deutschen Ärztegesellschaft für Akupunktur. Er ist Autor zahlreicher Fachbücher und Ratgeber.

Die Autorin

Prof. Dr. Annette Kerckhoff, BSc Komplementärmedizin und European Master of Health Promotion ist seit fast drei Jahrzehnten auf die laienverständliche Vermittlung von Gesundheitswissen und Selbsthilfemaßnahmen spezialisiert. Sie hat zahlreiche Ratgeber und Patienteninformationen geschrieben und über die Pionierinnen der Naturheilkunde geforscht. An der DHGS (Deutsche Hochschule für Gesundheit und Sport) baut sie den Studiengang Medizinpädagogik auf.

Alkoholabhängigkeit – Homöopathie und Komplementärmedizin

Bluthochdruck – Mind-Body-Medizin und Naturheilkunde

Colitis ulcerosa und Morbus Crohn – Naturheilkunde und Integrative Medizin

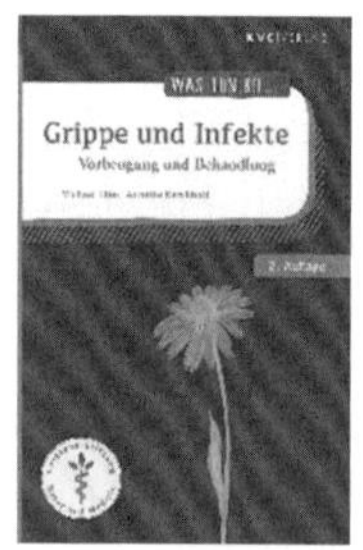

Demenz – Vorbeugung und Selbsthilfe

Depression – Homöopathie und Komplementärmedizin

Diagnose Krebs – Homöopathie und Schüßler Salze

Endometriose – Homöopathie und Naturheilkunde

Grauer Star und Altersweitsichtigkeit

Grippe und Infekte – Vorbeugung und Selbsthilfe

Heilfasten

Heuschnupfen – Homöopathie und Naturheilkunde

Husten – Naturheilkundliche Selbsthilfe

Kopfschmerzen von Kindern

Krebs und Nebenwirkungen der Therapie – Selbsthilfestrategien und wertvolle Tipps

Mittelohrentzündung – Homöopathie und Naturheilkunde

Nackenschmerzen – Naturheilkunde und Selbsthilfe

Nagelpilz – Selbsthilfe und Naturheilkunde

Nasennebenhöhlenentzündung – Naturheilkunde und Homöopathie

Osteoporose – Vorbeugung und Selbsthilfe

Parkinson – Selbsthilfe und Komplementärmedizin

Post-COVID – Selbsthilfe bei postviralen Beschwerden

Prüfungsangst – Selbsthilfe und Naturheilkunde

Raucherentwöhnung

Rheuma – Naturheilkundliche Therapie

Schlafstörungen – Selbsthilfe und Schlaftypen

Schlaganfall – Vorbeugung und Nachbehandlung

Schmerzen – Akupressur, Homöopathie und Naturheilkunde

Trauer und Verlust – Pflanzenheilkunde und Homöopathie

Trockene Augen – Naturheilkundliche Selbsthilfe

Wechseljahresbeschwerden

Wundheilung nach Operationen

Zahnfleischentzündung – Störungen im Mundraum naturheilkundlich behandeln

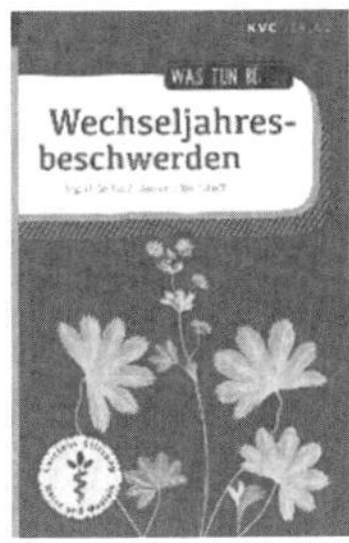

Natur und Medizin e. V. – Eine starke Gemeinschaft

Ob Pflanzenheilkunde, Schüßler-Salze oder Blutegeltherapie – die Komplementärmedizin ist ausgesprochen vielseitig. Natur und Medizin e. V. und seine fast 20.000 Mitglieder unterstützen die Carstens-Stiftung seit 40 Jahren dabei, Naturheilkunde und Homöopathie wissenschaftlich zu erforschen.
Das Ziel ist eine integrative Medizin, in der moderne Erkenntnisse und traditionelles Wissen, Hochschulmedizin und Naturheilkunde gemeinsam wirken.
Unser Auftrag besteht darin, die Bevölkerung über Nutzen und Anwendung von Naturheilkunde und Homöopathie zu informieren. Bücher aus dem eigenen Verlag, unsere Mitgliederzeitschrift und exklusive Ratgeber nur für Mitglieder sowie vielfältige Informationen auf unserer Internetseite und in den sozialen Medien liefern fundiertes Wissen und geben Tipps zur Selbsthilfe.
Mit Ihren Mitgliedsbeiträgen, Buchkäufen und Spenden ermöglichen Sie nicht nur wichtige und wegweisende Forschung, sondern Sie tun etwas Gutes für Ihre eigene Gesundheit.
Werden Sie Mitglied, spenden Sie für die Komplementärmedizin, empfehlen Sie uns weiter! Schreiben Sie uns oder rufen Sie uns bei Fragen oder Empfehlungen gerne an – wir freuen uns, dass Sie sich engagieren!

Weitere Informationen erhalten Sie unter:
Natur und Medizin e.V., Am Deimelsberg 36, 45276 Essen
Telefon: 0201/56305 70 | www.naturundmedizin.de | www.kvc-verlag.de | www.carstens-stiftung.de